「朝起きられない」子に 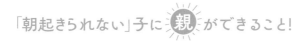 親 ができること!

起立性調節障害

お悩み解消BOOK

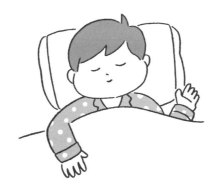

吉田誠司

大阪医科薬科大学小児科
子どものこころ専門医

JN082628

SE
SHOEISHA

子どもの
起立性調節障害を治すために
親ができること

　この本を手に取ってくださり有難うございます。

　起立性調節障害（以降、OD）は、中学生の10％を占めている
といわれるからだの病気であり、実は多くの子どもたちがODの
症状で困っています。症状は、頭痛・めまい・怠さ・朝の起きに
くさなどであり、症状が強くなると、学校に行きたくてもからだ
が思い通りにならず、遅刻や欠席を余儀なくされてしまいます。
　学校に通えないことは悲しいことですが、それ以上に、やりた
いことなどができなくなってしまうことはもっとつらく悲しいこ
とであり、子どもも親も苦しい思いをされていると思います。
　ODかな？　と思ったら、まずはお近くの病院を受診されるこ
とをおすすめします。そして、この本を読んでいただき、ODに
ついての皆様のお悩みが少しでも解消されればと思います。
　お悩みの内容は十人十色、さまざまかと思います。ODに関す
る診療のなかで、私が子どもや親に教えていただいた多くの大切
なことを、この本にまとめさせていただきました。

本書では次のようなことを中心に解説しています。気になるところがあれば、そこから読んでいただいても構いません。どこから読み始めてもOKです。また、それぞれの場面で親が抱える悩みや、その悩みに対する対処法なども紹介しています。

・ODの仕組みを自律神経機能から解説
・食事・運動・睡眠など（非薬物療法）でのポイント
・子どもが家で1日過ごすときに親子で意識したいこと
・学校との関わり方
・学校選び（受験）のポイント

　ODの診療ガイドラインでも、①ODとその症状について医師から説明すること、②食事・運動・睡眠などの非薬物療法、③学校への指導や学校との連携は、薬による治療よりも先に優先すべきこととしてあげています。本書の構成は、これらの内容を十分に組み入れたものとなっています。
　是非本書をご参考にしていただき、OD症状の改善とお悩みの解消に少しでもお役に立てれば幸いです。

大阪医科薬科大学小児科
子どものこころ専門医

吉田 誠司

CONTENTS

Chapter.1
起立性調節障害を知ろう

Chapter.2
「治療のお悩み」はこれで解消！

Chapter.3
「家でのお悩み」はこれで解消！

Chapter.4
「学校でのお悩み」はこれで解消！

Chapter.5
起立性調節障害が改善してきたら

Chapter.1

起立性調節障害を
知ろう

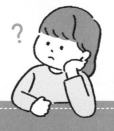

起立性調節障害（OD）とは

☐ 血圧をコントロールする自律神経の不調が

　原因のからだの病気です。

☐ 朝に症状が強く、時間とともに落ち着きます。

どんな症状がある？

　起立性調節障害（Orthostatic Dysregulation：以降OD）とは、思春期に発症しやすい、からだの病気の1つです。主な症状に、

- 頭痛
- 立ちくらみ
- めまい
- 失神
- 動悸
- 倦怠感
- 朝起きられない
- 夜眠れない

・腹痛

・吐き気

・食欲不振

などがあります。

　これらの症状は、午前中に強く現れます。そのため、学校の遅刻や欠席につながりやすく、思春期の子どもたちの社会生活に大きな影響があります。

ＯＤの発症時期に特徴はあるの？

　1年のなかに「しんどくなりやすい時期」というものがあります。ODについては、特に梅雨から夏にかけて発症する人が多く、低気圧や暑さが関係しているようです。また、時期的に五月病から連続してODを発症してしまうということもあります。そのほかにも、

① 思春期特有の自律神経バランスの乱れ

② 部活動などによるからだへのストレス

③ 人間関係などによる精神的ストレス

④ 外出機会の減少などによる運動不足

⑤ 水分不足

などが原因で、しんどくなってしまう（ODを発症してしまう）子もいます。

発症しやすい子の特徴

　性格が直接ODの原因となるわけではありませんが、発症しやすい子の特徴については、いくつかの文献で触れられています。

　たとえば「過剰適応な子」（日本小児心身医学会, 2023）や「成績優秀な子」（Kizilbash S,et,al. 2013）といわれています。

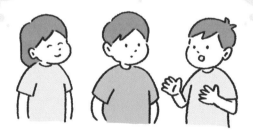

周りに
合わせすぎて
しまう子

自分の考えがあるのに
友だちやチームメイトの意見を
すべて優先してしまう子

成績もよく、
真面目に授業を
受けている子

　真面目で我慢強いことはよいことですが、このような性格の子は「気持ちを溜め込みやすい」ともいえます。何かを我慢したり、溜め込んだりすることは、ODの要因の1つでもある精神的なストレスにも影響してくるでしょう。

ODって治るの？

　『小児起立性調節障害診療ガイドライン 改訂第3版』（日本小児心身医学会，2023）（以降、ガイドライン）によると、適切な治療が行われた場合「軽症（42ページ）」だと数か月以内に改善するとされています。週に1 〜 2回遅刻や欠席がみられる「中等症」では1年後の回復率は50%、2~3年後は70~80%です。そして、不登校を伴う「重症」では、1年後の復学率は30%であり、社会復帰に少なくとも2~3年はかかると考えた方がよいとされています。

子どもがODかも……と思ったら

　症状や発症時期などから

　　もしかしたら私の子どもはODかも？

と思った方がいらっしゃるかもしれません。そういった場合は、この本だけでなんとか対処しようとするのではなく、病院できちんと診察を受けるようにしましょう。「病院に行きたくない」と話す子への対応方法も掲載しておりますので、よれば参考にしてみてください（30ページ）。

まずは自律神経の仕組みを理解しよう

☑ **自律神経は交感神経と副交感神経のバランスが大切です。**

☑ **思春期はこのバランスが乱れやすくなります。**

自律神経とは?

　ODは自律神経のバランスの乱れから発症する病気です。ODを理解するために、まずは自律神経について解説します。自律神経は心臓を動かしたり、呼吸をしたりと、生命を維持するために24時間休みなく働いています。自律神経には交感神経と副交感神経の2種類があり、シーソーのようにバランスをとっています。交感神経のほうが強ければからだは覚醒モードになり、副交感神経のほうが強ければからだはリラックスモードになります。

　たとえば朝目が覚めると交感神経が強くなり、血圧や体温をあげる覚醒モードになります。このモードは日中も維持され、活動しやすい状態が続きます。そして、夜眠るときは副交感神経が強

くなるため、血圧や体温が下がってリラックスモードになり、眠りやすくなります。

思春期は自律神経のバランスが崩れやすい

　幼少期は交感神経（覚醒モード）が優位ですが、成人期には副交感神経（リラックスモード）が優位になります。思春期はその過渡期にあたるため、自律神経のバランスを崩しやすくなるわけです。また、思春期は自我同一性の確立の時期でもあり、人間関係の悩みからストレスを強く感じやすくなります。このことも自律神経のバランスが乱れやすい理由の1つと考えられています。

思春期は「自立」のためにも大切な時期

　自我同一性（アイデンティティ）とは「自分が自分であるという感覚」のことです。思春期になると自我同一性の確立のために「自分は何のために生きているのか?」といった悩みを抱えやすくなります。子どもが自分のことをポジティブに評価できるように、周囲がポジティブな評価をすることも大切です。この時期は子どもの自立につながるため、こういった取り組みはとても大切です。

ODの症状はどのようにして
現れる?

☑ 自律神経が乱れていると、起き上がったときの

　一時的な上半身の貧血状態から、

　健常な血圧状態に戻りにくくなります。

よくある立ちくらみとの違い

　ODは、血圧をコントロールする自律神経の不調が原因で起こるからだの病気です。簡単にODが発症するメカニズムをご説明します。

　まず、人が立ち上がったとき、血液は重力の影響を受けて上半身から下半身に移動します。このとき、上半身は一時的に貧血状態になってしまいます。立ちくらみなど誰にでも起こる症状は、この一時的な貧血状態によるものです。

　そのあと立ちくらみは自然に改善することが多いと思いますが、このときに活躍しているのが自律神経です。足の血管を収縮させて血液を上半身に持ち上げてくれます。しかしODにより自律神経の働きが悪くなると、足の血管が十分に収縮できずに上半

身の血流が不足し、さまざまなODの症状を誘発してしまうのです。

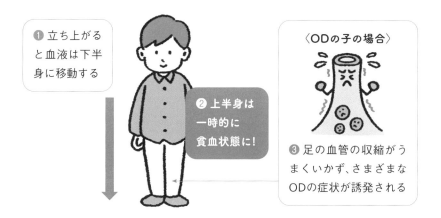

❶ 立ち上がると血液は下半身に移動する

❷ 上半身は一時的に貧血状態に！

〈ODの子の場合〉

❸ 足の血管の収縮がうまくいかず、さまざまなODの症状が誘発される

ODの症状や辛さを理解しよう

ODを治すために必要な期間は数か月から数年と幅広く、子どもによってさまざまです。

ODを治すためには周囲の人たちの理解と協力が必要だと、筆者は考えます。周囲の人たちがODのつらさに共感し、本人がODをきちんと受け容れて、できることから少しずつ動き出すことが大切です。病院から出された薬をのむだけでなく、本書を参考に前向きな気持ちで少しずつ体調を整えていきましょう。

ODの子は
どのぐらいいる?

☑ 中学生の約10%がODだといわれています。

☑ 理解されづらい病気なため、

不登校の原因にもなりやすいです。

ODって聞いたことがないけど……

> ODって初めて聞いたけど、実際どのぐらい患者さんがいるの?

と思う方もいらっしゃると思います。ODの子(軽症を含む)は、中学生だと全体の約10%を占めているといわれています(日本小児心身医学会, 2023)。中学生の人数を320万人と仮定すると、32万人いるということになります。ODの発症は中学生だけではなく高校生以上でもあるので、それ以上の数のODの子がいると思います。

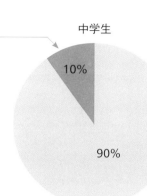

『令和4年度学校基本調査』(文部科学省, 2022)によると、2022年度の中学校生徒数は約320万人。そのため、ODの(疑いのある)子は約32万人いると推測できる

中学生

10%

90%

▢ OD以外の子
■ ODの子(疑いのある子を含む)

「でも周りにODの子はいない……」と思われるのも不思議ではありません。なぜなら「朝が弱い子」と思われていたり、強い症状があっても本人や周りの人がODであることに気づいていなかったりするからです。

不登校の主な原因でもある

　不登校の30 〜 40%はODが原因であるといわれています（日本小児心身医学会, 2023）。いま、中学生の4%が不登校状態（文部科学省, 2021）なので、その30 〜 40%（中学生全体の1.2 〜 1.6%）の子がODによる不登校と考えられます。

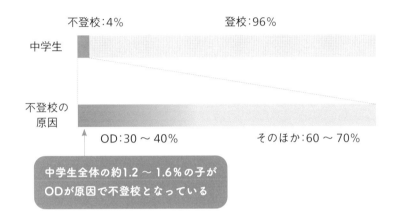

ODは不登校の原因のなかでも多い

不登校:4%　　　　　　登校:96%

中学生

不登校の
原因

OD:30 ～ 40%　　　　そのほか:60 ～ 70%

中学生全体の約1.2 ～ 1.6％の子が
ODが原因で不登校となっている

なかなか理解してもらえない

　不登校の原因としてODは多いですが、割合でいうと1学年に数人程度です。そのため、どうしてもクラスメイトや先生にODのつらさを理解してもらいにくく、ODの子は孤立しがちです。学校に居場所がつくれず、体調がよくなってきたとしても学校に復帰することを躊躇してしまうこともあるでしょう。周りの人がODを理解して接することは、何よりも大切なことです。

　そのため、本書ではODの子とその家族だけではなく、周りの人（学校の先生や友だちなど）にどう理解・協力してもらうかも紹介していきますので、是非参考にしてみてください。

全国各地に同じ境遇の人はいる

　そのほかにも、全国各地にある家族会の人たちとつながること

もおすすめです。周りに同じODの子がいないと

　　からだがしんどいのに、誰もわかってくれない

　　受験が近づいてきているのにどうしよう…

などのように焦ったり孤独を感じたりします。家族会に参加することで、ODでつらい思いをしているのは自分たちだけではないことを知ることができます。また、情報を共有することで焦りや不安は和らぎ、希望をもって治療に向き合うことができるようになるでしょう。

学校の先生に理解・協力してほしい！

　ODを治すときに、周りの人（先生やクラスメイト）からの理解と協力はとても重要です。ただし、まだ十分に周知されている病気ではないので、なかなか難しいと思います。

　そんなとき、たとえば日本小児心身医学会ODワーキンググループが提供している動画（121ページ）などを、先生やクラスメイトにみてもらうのもよいでしょう。また、診断書（48ページ）を学校に提出することも有効です。

よく似た・併発しやすい病気とは？

□ ODと同じような症状の病気や、一緒に発症
しやすい病気があるので、自身で判断しない
ようにしましょう。

ODによく似た病気

　ODと同じような症状がある病気には次のものがあり、判別するためには血液検査が必要になります。

・鉄欠乏性貧血

　からだの中の鉄分不足が原因で起きる貧血です。特に思春期の女の子は月経により鉄分が不足し、鉄欠乏状態になりやすいです。症状は倦怠感や動悸などです。また「あっかんべー」をしたときに見える目の下の眼瞼結膜の赤みが少なく、顔色は白い傾向にあります。不思議と、氷を食べたがる子が多いのも特徴です。

・甲状腺機能亢進症

甲状腺ホルモンというからだの代謝をあげるホルモンがどんどん分泌される病気です。症状は主に倦怠感や動悸です。この病気の子は、甲状腺がある首の前のほうが腫れたり、目が突出したりする傾向にあります。

・脳脊髄液減少症

脳のまわりにある脳脊髄液が減少してしまうことが原因で起きます。立ったときに、頭痛・めまいなどの症状が現れる疾患です。ODは午前中に強い症状がみられますが、脳脊髄液減少症は時間帯での変化がなく、むしろ夕方～夜にかけて症状が強くなります。

ODと一緒に起こりやすい病気

ODと一緒に起こりやすい病気には、次のようなものがあります。こういった病気への治療や配慮が必要になることもあります。

・片頭痛

ODの子にも頭痛はよくみられますが、片頭痛による頭痛が一緒に起きている場合もあります。片頭痛の原因はさまざまですが、ODと同じように自律神経が関わっています。ODと片頭痛の違いは次のとおりです。

① 片頭痛はどの時間帯でも起きる

② 片頭痛の場合は鎮痛薬が効きやすい

③ 片頭痛は痛む前に前兆（見え方の変化など）があることも

・過敏性腸症候群

　過敏性腸症候群は、腸の動きをコントロールする自律神経のバランスが乱れて起きます。症状は腹痛や下痢、便秘などがあり、これらは学校に行く前に現れやすいです。症状が出る時間帯がODと同じように朝なので、両方の症状があると朝の時間帯がよりしんどくなってしまいます。

・睡眠障害

　ODでは自律神経の乱れにより、交感神経が活発に活動する時間（起きてから寝るまでの時間）が後ろにずれてしまうため、寝付きにくくなります。そのため、睡眠障害を併発しやすいのです。睡眠障害を改善させるためには、日光を浴びてからだを動かすことが大切です。

・神経発達症

　自閉スペクトラム症やADHDなどの発達特性を、神経発達症とよびます。ODと神経発達症が一緒に発症する割合は35%前後といわれています（田中，2019）。神経発達症が原因で学校環境などでのストレスが大きくなると、自律神経のバランスが乱れて

ODの症状が悪化してしまいます。必要であれば病院を受診して、子ども自身、そして家族や学校がその子の特性を理解し、子どもが成功体験を積み重ねられるように配慮するとよいでしょう。

自分たちで判断しないようにしよう

このように、よく似た病気や一緒に起こりやすい病気があるので、ODが疑われるときは自分で判断するのではなく、きちんと病院を受診しましょう。違う病気であれば、治療などの対応を変えなければいけません。また、一緒に起こりやすい病気が発症している場合は、そちらも治療しないとODの回復が遅くなってしまうことがあります。

神経発達症があるかも？　と思ったら

神経発達症の1つである「自閉スペクトラム症」の子はさまざまな特性をもっています。ほかの子よりも秀でた能力をもっていますが、コミュニケーションの苦手さやこだわりの強さ、感覚の過敏さなどによる不適応感、低い自己肯定感などから、悩んでいる子も多くいます。子ども本人と周囲の人たちがこのような特性をきちんと理解し苦手としていることへ配慮することは、自己肯定感を高めることにつながります。

神経発達症があるかも？　と思ったら、医師に相談してみるのがいいでしょう。主な診断方法は、幼少期から現在までの生育歴を丁寧に聞き取ることですが、発達検査を実施する場合もあります。

起きたくない？
起きられない？

☑ できるだけ「ODかも」と気づいてあげましょう。

☑ 日常生活に支障がでるようなら、

　小児科を受診しましょう。

起きてこない＝サボり？

　朝起きて立とうとすると、頭痛やめまいがして起き上がれ
ず、みんなと同じように学校に行けない……

という子に対して、周囲の人が「この子はODかもしれない」と
気づいてあげることはとても大切です。

　病院でODと診断を受けるまでの間「どうして私だけこんな症
状があるのだろう」「治らない大変な病気になってしまったので
はないだろうか」と悩んでしまう子が多いです。また、ODだと
気がついていない親や学校の先生に

怠けているだけでしょ！ しっかり頑張りなさい

といわれることもあります。そうすると、子どもは孤立してしまったり、頑張れない自分を責めてしまったりします。

誤解されやすい理由

ODなのに怠けていると誤解されてしまう理由に、次のような症状（特徴）があります。

・いつの間にか元気に

朝起きるのがしんどくても、午後になり症状が落ち着いたら、朝の様子が嘘のように元気になってしまう。

・用事がある日は朝から元気

テンションが上がる楽しいことがある日（修学旅行や遊びの約束があるときなど）なら、朝から元気に過ごせる。

また、ODの子は自律神経の乱れにより、夜眠れなくなってしまうことがあります。そのため、

夜更かししているから、朝起きられないんだ

と、誤解されることもあります。もし、こういった症状で日常生活に支障がでていたらODを疑い、病院を受診するようにしましょう。

ODの可能性があるかチェックしてみよう

ODが疑われるサインに、次の11項目があります。3項目以上満たすとODの可能性があります。

✓	立ちくらみ、あるいはめまいを起こしやすい
	立っていると気持ちが悪くなる、ひどくなると倒れる
	入浴時あるいは嫌なことを見聞きすると気持ちが悪くなる
	少し動くと動悸あるいは息切れがする
	朝なかなか起きられず午前中調子が悪い
	顔色が青白い
	食欲不振
	臍疝痛をときどき訴える
	倦怠あるいは疲れやすい
	頭痛
	乗り物に酔いやすい

出典:『小児起立性調節障害診療ガイドライン 改訂第3版』(日本小児心身医学会, 2023)

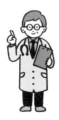

ここでいう「食欲不振」とは「食欲がないな、と感じること」。「臍疝痛(さいせんつう)」とは「おへその辺りが急に強く痛むこと」です

Chapter.2

「治療のお悩み」は
これで解消！

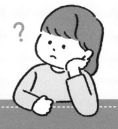

まずは病院に行ってみよう

☐ 学校生活に支障が出ている場合は、

小児科を受診しましょう。

☐ 早めの治療が早期改善につながります。

診断が安心につながることも

　ODの症状によって学校生活に支障が出ている場合は、病院を受診しましょう。病気と診断されず周囲から「怠け」などと誤解されてしまうと、子どもが1人で悩み、症状がさらに悪化してしまうことがあります。OD（もしくはほかの病気）と診断されることで「自分はからだの病気だから、学校に行くのが難しいんだ」と思うことができます。また、学校に理由をきちんと説明できるようになることで、子どもの安心にもつながります。

病院に行ってすることとは？

　まず、ODと似た症状の病気が原因となっていないかを検査し

ます。それらが原因ではないことが確認できたら、次にODの診断のための検査が行われ、診断されたら治療が始まります。ODの症状の原因を教えてもらい、それを理解したうえで、後ほど紹介するさまざまな治療を行うのが一般的です。ODの診断を受けることで学校へ診断書の提出が可能となり、配慮を受けられるようになるかもしれません。

　1か月間治療を続けてみて、改善の傾向がみられたらそのまま治療を継続しましょう。改善の見込みがなく悪化していくようであればODの重症度が高いことが予想されますので、専門医（52ページ）のもとでの治療が必要になってきます。

治療を始めるのは早いほうがいい

　ODは心理的・社会的なストレスで悪化するため、治療の開始が遅くなると、軽症・中等症でも治りにくくなる恐れがあります。発症から治療の開始までが3か月未満の子どもは、3か月以上の子どもと比べて「通常の登校が可能になる割合が高かった」という研究結果も報告されています（中澤，2014）。

何科に行けばいい？

　基本的にODはからだの病気ですので、小児科や内科の受診をおすすめします。ODが長期化すると「やる気が出ない」「眠れない」などのメンタル面の不調が出てきますが、まずは小児科や内科を受診してODの治療から始めましょう。

子どもが病院に行くのを嫌がるときは？

☐ 病院が嫌な理由を聞いてみましょう。

☐ 「ODを治すこと」が

子どもにとって最善ではないこともあります。

病院が嫌い？人に話したくない？

　子どもが病院に行くのを嫌がる理由はさまざまです。その理由が病気や病院に対する誤解かもしれませんので「どうして病院に行きたくないのか」について聞いてみましょう。そのほかにも、子どもが病院に行くのを嫌がる理由として

病院が怖い

全然知らない人に、困っていることを話したくない

どうせ治らないから行きたくない

など、さまざまなものが考えられます。まずは、きちんと理由を聞いて病院に行けるように話し合うことが大切です。どうしても嫌がるときは、からだの状態をよくしたいとは思えない状況にあるのかもしれません。

「ODを治したくない」と思う子も

学校に行きたくない

症状はつらいけど、この病気のおかげで学校に行かずにすむ

病気のおかげで家族が自分のことを心配してくれる

という疾病利得（32ページ）の面から病院を嫌がる子もいます。こういった状態の子からODをとってしまう（治す）ことは、子どもにとってメリットは少なく「ODによるからだの症状がなくなったら、次は新たに過敏性腸症候群による腹痛などの症状があらわれる」ということも起こりえます。

　このような場合、まずはODの治療ではなく「ODを治したくない」という気持ちにさせている原因・問題を解決しましょう。

疾病利得とは？
（しっぺいりとく）

　たとえば、頭痛や腹痛がひどく学校に行けないときは、家族が自分（子ども）のことを心配してくれます。このとき「学校には行きたくない」「家族にもっと自分のことを気にかけてほしい」とふだんから感じていた子にとっては、病気によりそれらが実現する状況になります。

　疾病利得とは、このように病気により生じるメリットのことをいい、この状態を維持するために無意識に症状が続いてしまうことがあります。そのようなときは、子ども本人へのアプローチよりも疾病利得が生じてしまう原因への対応が大切です。

　たとえば「家族に自分のことを気にかけてほしい」と思う気持ちから疾病利得が生じてしまっている子には、一緒に過ごす時間を増やしてあげることが大切です。家族で遊んだり、子どもが好きなテレビゲームを一緒にしたりするのもよいでしょう。是非、子どもの興味があるものを一緒に楽しんでみてください。

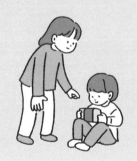

OD以外にも悩みがあるのかも？

　私たち医師も、ODを治す過程で学校や家庭の環境調整はとても重要だと考えています。学校での悩みに多い「勉強」や「いじめ」などの問題にも耳を傾け、もしそういった問題を抱えている

のであれば、解決に向けた作戦を一緒に考えましょう。

　たとえば「いじめ」があれば、その問題に対して中立的な立場である担任の先生（周りの大人）などが、どこまで動いているかを確認します。担任の先生にはいえないでいることも子どもにはあるでしょう。子どもから気持ちや希望などを聞いて、親が子どもの代わりに担任の先生に伝えることも大切です。

「○○をしたい」気持ちを大切に

　子どもが元気になっていまを楽しみたいと思うようになれば、ODの治療効果もあがる印象があります。「学校の昼休みに○○くんと遊びたいな」「○○のイベントに行きたいな」といった気持ちになったときに、子どもは

病院に行こうかな

と思えるのかもしれません。学校のこと以外でも、子どもが「したい！」と思うことがあれば、その気持ちをまずは大切にしてあげましょう。

子どもが「病院に行きたくない」
「病気を治したくない」と話す理由を、
きちんと知ることが大切ですね

どうやって診断される？

☐ 起き上がったあとの血圧・心拍の変化から、

どういったタイプのODなのかを

診断します。

ODを診断する方法とは？

ガイドラインに掲載されている診断手順は、次のとおりです。

ODを診断するまでの流れ

①	ODを疑う身体症状11項目のうち、3項目以上を満たす
②	①の子に対して血液検査などを行い、ODに似た別の疾患（貧血や甲状腺疾患など）ではないかを確認する。別の疾患であれば、そちらの治療を進める
③	②の検査で問題がなければ、新起立試験という検査を行い、ODかどうかを診断する

出典：『小児起立性調節障害診療ガイドライン 改訂第3版』（日本小児心身医学会，2023）

検査でわかるODのタイプ

　ODには4つのサブタイプがあり、いずれかのパターンに該当すればODと診断されます。まずは健常な状態の心拍数や血圧の変化から見てみましょう。

・健常な状態

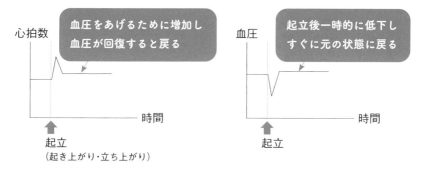

　血圧は通常、横になった状態から立ち上がると一時的に低下します。このとき、心拍数は血圧を上げるために一時的に増加しますが、血圧が回復すると元に戻ります。誰にでもある軽い立ちくらみは、この一時的な血圧低下による影響です。

1. 起立直後性低血圧（INOH）
<small>きりつちょくごせいていけつあつ</small>

<small>(Instantaneous orthostatic hypotension)</small>

血圧回復時間が長いのが特徴です。症状は起立直後の立ちくらみ・めまいが多いです。診断基準は「血圧が回復するまでの時間が25秒以上かどうか」です。

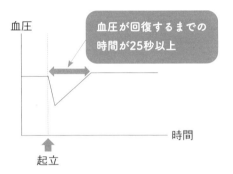

2. 体位性頻脈症候群（POTS）
<small>たいいせいひんみゃくしょうこうぐん</small>

<small>(Postural tachycardia syndrome)</small>

立ち上がったあとに増加した心拍数が、血圧回復後も戻らないのが特徴です。診断基準は「起立3分後の心拍数が115/分以上の頻脈、または35/分以上の増加」です。ODの子のサブタイプはINOHとPOTSで9割を占めます。

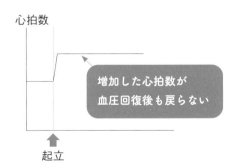

3. 血管迷走神経性失神（VVS）

（Vaso-vagal syncope）

　立っているときに血圧が突然低下し、失神するタイプで、学校の朝礼のときに倒れてしまう子に多いです。数値としての基準はなく、立っているときに失神したり、めまい・冷や汗・目の前が暗くなる感じがあると診断されます。

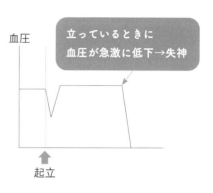

血圧

立っているときに
血圧が急激に低下→失神

起立

4. 遷延性起立性低血圧（DeOH）

（delayed orthostatic hypotension）

　横になった状態から立ち上がったあとの血圧の回復は正常ですが、そのあと徐々に低下するのが特徴です。診断基準は「起立3分後に収縮期血圧が臥位（からだが横になっている状態）の15％以上、または20mmHg以上低下」です。

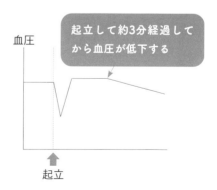

血圧

起立して約3分経過して
から血圧が低下する

起立

ODの治療とは？

☐ 主に6つの治療方法を組み合わせて
行います。

☐ 生活習慣の改善なども重要です。

症状などに合わせて治療を組み合わせる

　ODの治療は、次の6つの方法を重症度などに応じて組み合わせて行われます。まずは、それぞれの治療方法について解説していきます。

1. 疾病教育
　医師が、ODという病気について子どもと親に丁寧に説明します。ODは気持ちだけの問題ではなく、からだの問題であることを理解し、症状の原因に対する不安を解消することが目的です。

2．非薬物療法

薬を用いない治療方法です。主に、次のような方法で生活習慣を改善していきます。

・ゆっくり立つ

立つときは腰を曲げて頭を下げた状態で、30秒かけてゆっくりと腰をのばし、頭を上げていきます。

> 立ち上がるときの動き

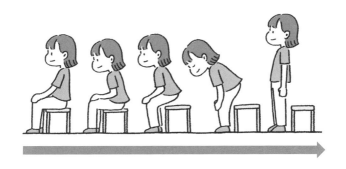

・規則正しい生活リズムを心がける

22時に寝て7時半に起きるなど、就寝・起床時間を一定にし、昼寝も30分までにしましょう。

・軽い運動を始める

15分の散歩など、毎日からだを動かして身体機能の低下を防ぎましょう。日中、横にならずに座って過ごすことも大切です。

・水分・塩分をしっかり摂る

　循環血液量（からだの中の水分量）を増やすことも大切です。78ページを参考に十分に摂取しましょう。

・装具を着用する

　腹圧バンドや弾性ストッキングなど、血圧の低下を防止する装具を着用してもよいでしょう。お腹に着用するものから足に着用するものまでさまざまですが、着けていても不快にならないものを選ぶとよいと思います。

3. 学校への指導や連携

　学校の先生や養護教諭に、ODについて理解してもらい、学校生活における注意点を伝えましょう。また、必要であればクラスメイトにもODについて理解してもらいます。

4. 薬物療法

　ここまでの治療で改善しない場合や重症度（42ページ）が中等度以上の場合に、1～3の治療と一緒に薬を用いた治療が行われます。血圧を上げる目的で、ミドドリンやアメジニウムといった自律神経の働きを改善する薬が用いられることがあります。ほかにも、睡眠薬など症状に応じてさまざまな薬が出されます。

5．環境調整／6．心理療法

　環境調整では、家庭や学校で孤立してしまわないように家族や先生がきちんとODについて理解し、ODの子が安心して過ごせるように環境を整えます。

　また、心理療法では、カウンセリングなどを行いストレス軽減につとめます。必要であれば、スクールカウンセラーや病院の心理士さんにカウンセリングを行ってもらうのもよいでしょう。

治療方法の組み合わせ方は？

　ここまで解説してきた6つの治療方法ですが、基本的に「身体的重症度」と「心理社会的関与」の程度によって組み合わせが考えられます。「身体的重症度」と「心理社会的関与」については、次のページで解説しています。治療方法は、担当の先生から説明があると思います。気になることがあれば積極的に聞いてみましょう。

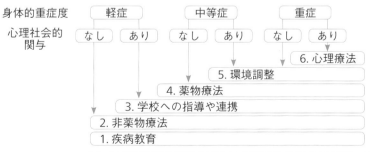

治療方法の組み合わせの主な決め方

出典：『小児起立性調節障害診療ガイドライン 改訂第3版』（日本小児心身医学会，2023）

ODにおける「重症」って？

☑ 重症度は、日常生活への支障の度合いや

新起立試験の結果から判定します。

☑ 心身症の側面も確認しておきましょう。

軽症・中等症・重症の基準って？

新起立試験の結果のほかに、次の表の日常生活状況から「ODの症状がどれぐらい重症か」（身体的重症度）を判定します。

症状の重症度の測り方

	身体的重症度		
	軽症	中等症	重症
症状や日常生活状況	時に症状があるが日常生活、学校生活への影響は少ない。	午前中に症状が強く、しばしば日常生活に支障があり、週に1〜2回遅刻や欠席がみられる。	強い症状のため、ほとんど毎日、日常生活、学校生活に支障をきたす。

※ 『小児起立性調節障害診療ガイドライン 改訂第3版』（日本小児心身医学会, 2023）をもとに著者改変

治療方法などに関わってきたり、学校の先生に伝えるときの参考にもなったりするので、重症度を知っておくとよいでしょう。

心身症の側面があるかもチェック

　また、「心身症の側面があるかどうか」（心理社会的関与）も重要となってきます。次の項目を確認し「心身症としてのODかどうか」を確認してみましょう。

心身症の側面はある？

1. 学校を休むと症状が軽減する
2. 身体症状が再発・再燃をくり返す
3. 気にかかっていることを言われたりすると症状が増悪する
4. 　1日のうちでも身体症状の程度が変化する
5. 身体的訴えが2つ以上にわたる
6. 日によって身体症状が次から次へと変化する
以上のうち4項目がときどき（週1～2回）以上みられる場合、 心理社会的因子の関与ありと判定し「心身症としてのOD」と診断する

出典：『小児起立性調節障害診療ガイドライン 改訂第3版』（日本小児心身医学会，2023）

すべての子がガイドラインどおりに
診療されるわけではない

　ガイドラインはあくまでも診療指針の一般的な推奨を示すものであり、実際の診療場面での判断材料のひとつにすぎません。そのため、すべてのODの子がガイドラインどおりに診療されるわけではありません。担当医の診断を聞き、気になることがあれば質問してみましょう。

COLUMN

漢方薬の使用も 考えてみよう

　自律神経バランスの乱れがみられるODには、漢方薬による治療も有効と筆者は考えています。何よりも、こころとからだの両方に効果のあるところが漢方の魅力です。同じODでも、使われる漢方薬は子どもの体質や症状によってさまざまです。ODの子に対して処方されることが多い漢方薬を、いくつかご紹介します。

・小建中湯
しょうけんちゅうとう

　ふつう〜やせ型の体型で疲れやすく、頭痛・腹痛などの症状がある子に処方されます。アレルギー体質や、風邪をひきやすい体質の子と相性がよい漢方薬です。

・補中益気湯
ほちゅうえっきとう

　疲労感が強く、日中に眠くなってしまうような子に処方されます。からだもこころも元気にしてくれる効果があります。

・苓桂朮甘湯
りょうけいじゅっかんとう

　動悸やめまい、冷えのぼせ（下半身は冷えているが、上半身が
のぼせる）などの症状の子に処方されます。フクロウ型体質の子
に、有効とされています。

フクロウ型体質とは？

　「フクロウ」は夜型の鳥のフクロウのことです。フクロウ型体質の
人とは、朝が起きにくく夜は眠れない・疲れやすい・頭痛・めまい・
手足の冷えがあるタイプの人のことをいいます。

・半夏白朮天麻湯
はんげびゃくじゅってんまとう

胃腸の働きが弱く、めまいなどの症状のある子に処方されます。

・柴胡桂枝湯
さいこけいしとう

ストレスが多く、頭痛などの症状がある子に処方されます。

・五苓散
ごれいさん

　気圧変動にともない、頭痛などの症状が強くなる子に処方され
ます。頭痛があるときだけ、この漢方薬を飲む子もいます。

ODに関するさまざまな症状に対して、次の漢方薬も有効です。

・半夏厚朴湯

不安症状やのどの違和感、息苦しさなどにも効果があります。

・当帰芍薬散／桂枝茯苓丸

どちらも血の巡りをよくしてくれます。冷え症でむくみやすい子には当帰芍薬散を、のぼせやすい子には桂枝茯苓丸をおすすめします。また、女の子では月経前症候群（PMS）や月経不順にも、この漢方薬が有効です。

・酸棗仁湯

からだは疲れているけれど頭がさえて眠れないなど、眠りにつくのが難しいとき（入眠困難時）にも効果的です。

元気になるために大切な「お腹」

漢方薬の小建中湯や補中益気湯の「中」とは「お腹」を意味します。胃腸の働きをよくすることは、食事から栄養を摂取し元気になるために大切です。そのためにもお腹を冷やさないように気をつけましょう。

患者さんからよくいただく質問に答えてみました。よければ参考にしてみてください。

Q　漢方薬の味が原因で飲みにくいときは？

A　コップに少量の水と漢方薬を入れて、電子レンジで20秒ほど温めます。すると漢方薬が溶けやすくなるので、そこにココアや大麦飲料を入れて混ぜます。すると、漢方薬の味が和らぎ飲みやすくなります。

Q　漢方薬は、お医者さんに何も伝えなくても処方されますか？

A　相談すれば処方してもらえますので、欲しい方は相談してみましょう。

Q　ほかの薬と一緒に飲んでも大丈夫ですか？

A　もちろん一緒に飲んでも大丈夫です。

Q　ふつうの薬と比べたときのメリット・デメリットなどがあれば知りたいです。

A　メリットは、からだの症状からこころの症状までさまざまな症状に幅広く効くことで、デメリットは味がして飲みにくいことです。

診断書をもらおう

☑ 診断書には、学校生活のなかで

   配慮してもらいたいことなども書いてもらいましょう。

☑ 子どもが安心できる環境をつくることが大切です。

ODの誤解をとく方法の1つ

ODの子は昼から元気になるなど、時間が経つにつれ症状が大きく変化します。そのため「朝起きられないのは怠けているだけでは?」と誤解されることがあります。周囲がODについて理解し、ODの子が安心して過ごせる環境を整えることが大切です。

周囲から理解を得るための方法の1つに診断書の提出があります。診断書には、①起立性調節障害(診断名)、②それによる症状、③学校で求められる対応が記載されていればよいでしょう。③の内容は子どもの症状に応じて記載されます。

診 断 書

氏名：○○　○○

住所：○○○○○○○

生年月日：△△年△△月△△日

傷病名：起立性調節障害

付記：上記診断で当院通院加療中です。
　　　症状は頭痛、めまい、起床困難を認めています。
　　　学校生活では、同一姿勢での起立保持は症状が出現し
　　　やすくご配慮ください。また、体調不良時には体育は
　　　見学させていただくようお願いいたします。

上記のとおり診断いたします。

令和△年△△月△△日

● 学校で求められる対応例
・同一姿勢での起立保持（ずっと立って
　いるような姿勢）は避けてください。
・体調悪化時には保健室で休ませて
　ください。
・体育は見学させてください。
・体育の見学時には涼しいところで
　座らせてください。

病院の所在地

担当医について

49

病院に行く前に
できることは？

☑ 子どもが話す症状を信じてあげましょう。

☑ 家族会への参加で、こころが楽になることも

　あると思います。

いまできていることを褒めよう！

　親は子どもに対して「元気でいてほしい」という気持ちが誰よりも強くあるからこそ、しんどくても頑張ってほしいと思ってしまうものです。しかし、まずは子どもが訴える症状を信じてあげましょう。そうすれば、しんどくても頑張ろうとしている子どもの姿が見えてくると思います。

　次の日に学校に行こうと思っていても、いろいろと考えて不安になってしまい、夜眠れなくなっていることがあるかもしれません。症状やしんどさに対する誤解から親子の間に溝ができてしまうことだけは避けるようにしましょう。いまできていることをしっかりと褒めてあげて、まずは現状をキープできるようにしてください。

自分の時間をもつことも大切

　子どものことをこころから信じてあげることに関しては、誰も親には敵いません。ただし、想いが強すぎて息詰まってしまわないように息抜きをすることも大切です。たとえば、趣味に没頭する時間をつくってみたり、友だちとランチに行ってみたりするのもよいでしょう。子どもと離れて過ごす時間をつくることを意識してみるとよいかもしれませんね。

同じような境遇の人と話してみる

　全国各地にある家族会（59ページ）に参加してみたり、掲示板などをみてみたりすることもおすすめです。家族会ではODに関する悩みを持ち寄り共有するため、悩みに対するヒントを得ることができます。

> ○○に悩んでいるのは、私たちだけなのだろうか……

と悩んでいるときに家族会に参加することで「○○に悩んでいるのは、私たちだけではないんだ」と気づけたりします。きっと、こころが少しは軽くなるのではないでしょうか。

病院を選ぶときのポイント

☐ まずは家の近くの病院を受診しましょう。

☐ ODの専門医はいませんが、子どもの医療に関する
資格を持っている先生はいます。

どういった先生に診てもらう？

　ODかも？　と思ったときは、できるだけ早く診てもらうために家の近くの小児科または内科を受診しましょう。「子どものこころ専門医」や「子どもの心相談医」といった資格をもつ小児科医もいます。どちらも扱う病気は心身症や神経発達症などです。「子どものこころ専門医」のほうが専門性は高く、この資格を取得している精神科医もいます。

　ODの標準的な治療（38ページ）で改善しない場合には、専門医に紹介されると思います。ODの専門医というものはなく、ここでいう専門医とは「心身医療の専門医」です。小児では日本小児心身医学会所属の医師などがこれに該当します。

ODには心身症の側面がある

ODには心身症の側面があるため、治療には心身医療がよいとされています。心身症はこころの病気と誤解されることもありますが、実はからだの病気で、心理的・社会的なストレスによりからだの症状が軽くなったり重くなったりするもののことをいいます。そのため、こころとからだの両面から治療を行うことが大切になります。

実は、多くの病気にそのような側面があります。たとえば、アトピー性皮膚炎もからだの病気ですが、ストレスにより症状が悪化してしまう、心身症の側面があります。

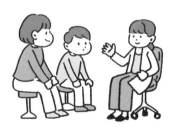

小児科は何歳まで受診可能？

小児科の初診時の年齢については、病院ごとに異なります。「中学生まで」としているところもあれば「成人するまで」としているところもあります。事前に、行く予定の小児科では何歳までが初診対象かを調べておくと安心です。もし初診の年齢に該当しなければ、内科を受診するようにしましょう。

ODと診断されなかったら・・・?

☐ 再検査も1つの方法です。

☐ そのほか、自律神経を整える取り組みも

　 大切です。

再検査も検討しよう

　ODの症状があるのに、ODと診断されない場合もあります。たとえば、新起立試験の実施が午後だと症状が落ち着いているため異常がでないことがあります。ODが強く疑われるような症状があったら、期間をあけてもう一度検査をしてもよいと思います。ODと診断されなくても困っている症状があるのですから、その症状に対する治療が必要です。ほとんどは自律神経の乱れからくる症状なので、自律神経を整える取り組みをしましょう。

自律神経を整えよう

　自律神経を整える方法とは、簡単にいうと「よく食べ、よく

遊び、よく寝る」だと筆者は考えます。「よく食べ」とは暴飲暴食することなく1日3食、栄養のあるものをしっかり食べること。「よく遊び」とは交友関係を築きながら元気にからだを動かすこと。そして「よく寝る」とは質のよい睡眠をしっかりとることです。筆者が監修した『10代のためのココロとカラダの整え方 自分でできる&ラクになる自律神経コントロール』（メイツ出版, 2022）も是非参考にしてみてください。

　ストレスが原因で自律神経が乱れることもあります。

・**部活や習い事の負荷が大きくなりすぎていないか**
・**夜更かしによる疲労がたまっていないか**

などのからだのストレスについて、子どもに聞いてみましょう。また、人間関係や勉強などのこころのストレスの確認も必要です。教室で過ごす時間がしんどくなっているときは、別室で過ごすという対応を考えてみましょう。

よいストレスと悪いストレス

　「よいストレス」は、頑張れば乗り越えられて自分を成長させてくれる適度なストレス（例：1日15分の散歩）です。反対に「悪いストレス」は、頑張っても乗り越えられない過度なストレス（例：1日1時間のジョギング）です。ストレスの量を調整しつつ「よいストレス」には頑張って取り組み、「悪いストレス」からは一旦距離をとって、体調が回復してから取り組むようにしましょう。

ODと診断されたあとは？

☑ ODの症状とつきあいながら、

学校などに行くために必要な治療や準備を

可能な範囲で進めましょう。

ODに関するさまざまな研究

・大人になってもODの症状がある

　ガイドラインに従い治療を行えば、大人になってODの症状があっても最終的には日常生活に支障を及ぼさない程度に改善し社会生活に適応できていく、という研究結果もあります（松島ら，2013）。

・病気の治りがよくない子について

　そのほかにも、病気の治りがよくない子の特徴として、①初診時の年齢が低いこと、②精神疾患の発症があること、とされています（藤井，2017）。ODを発症する時期が早いと、不登校の期

間も長くなってしまう可能性が高いです。すると、社会での体験がとぼしくなり、人間関係を形成する力が育ちにくくなると考えられます。こういった状態が、治りにくさにつながっているようです。

・高校進学について

ガイドラインでは、ODの子が自分の体力に合った高校に進学した場合、高校2～3年生になると約9割の子が治る（軽い症状は成人しても続く場合がある）とされています。

また、全日制・通信制など体力に合った高校を選択することで、達成可能な目標設定ができ自己肯定感を高めることができる、とも考えられています（松島ら，2013）。

社会とできるだけ関わり続けよう

ODを受け容れ、症状と付き合いながら可能な範囲で学校などに行くことはとても大切です。友だちとお話をするなどを通して社会に参加することは「きっと大丈夫」と思える自己肯定感や「きっと何とかなる」と思える自己効力感を高めることにつながります。学校以外でも構いません。興味がある習い事に通ってみたり、アルバイトができる学校でしたらアルバイトをしてみたりするのも有効です。こういったことは、ひきこもりやうつ病の予防にもつながると考えます。

学校に行けるようになるための準備

　ODの症状は、午後になると落ち着くなど、時間の経過とともに改善していきます。動ける時間帯から少しずつ学校に行ってみるなどしましょう。

学校に途中から行くのは嫌だ。
行くなら、ODを治して1時間目から行きたい

というお話もよくお聞きします。しかし、家でじっとしていてもODはなかなか治りません。学校に行けそうな時間帯やタイミングをみて少しずつ学校に行き、からだを動かしながら自律神経と生活リズムを整えることが大切です。

どうしても学校に行けない子には？

　学校に行くためにさまざまな治療を試みても、いつまでも学校に行くことができない子もいると思います。ただし、こういった状態が続くことにはさまざまなデメリットがあります。社会とのつながりは大切ですので学校にとらわれずに、教育支援センターやフリースクール・習い事などの学校以外の社会とつながることも視野に入れつつ、子どもと少しずつ今後について話せるとよいと思います。

社会人になったら？

　社会人になれば自分の体力に合った仕事を選ぶことができるようになるので、症状はよくなっていくことが多いです。たとえば、テレワーク（在宅勤務）やフレックスタイム制（働き始める時間などを自分で決められる）、立ち仕事のないデスクワークなどが選択肢としてあります。

　気圧の変化や睡眠不足などにより、ODの症状が一時的にでることはあると思いますが、そのようなときだけミドドリンなどの薬を飲むことで乗り越えていけるようになります。

ODに関する悩みは
家族の会に相談するのも1つの手

　ODの家族会を一部紹介します。ODの家族の会は全国各地にありますので、是非ネットで検索してみてください。

・起立性調節障害（OD）家族の会〜 Snow 〜

・NPO起立性調節障害ピアネットAlice

　このサイトには各地の親の会のリンクがあります。

・起立性調節障害なごや家族の会「ポレポレ」

COLUMN

いろいろな薬の質問に答えました

　患者さんからよくいただく質問に答えてみました。よければ参考にしてみてください。

Q　どんな効果がある？

A　ODの子に処方される薬に「ミドドリン」や「アメジニウム」があります。処方された薬が何に効くのか・どういった副作用があるのかを理解し、納得したうえで使うことが大切です。

・ミドドリン

　血管を収縮させて血圧を上げる作用があります。効果もきちんとありますが、安全に使える薬の1つです。場合によっては、アメジニウムと一緒に飲むこともあります。

・アメジニウム

　血管の収縮だけでなく、心臓の働きも強めることで血圧を上げる作用があります。そのため、ほかの薬と比べて血圧が上がりや

すいです。また、脈拍も上がりやすく、たまに動悸をしてしまう
ことがあります。

Q 薬の効果はどれぐらいで感じる?

A ミドドリンとアメジニウム、それぞれの効果を実感するまで
の時間は次のとおりです(田中, 2003)。

・内服開始1週間後

ミドドリンが80%、アメジニウムが62%です。

・内服開始1か月後

いずれも90%前後です。

このことから、内服してすぐに「この薬は効かない」と諦める
のではなく、しっかりと継続して飲むことが大切だとわかりま
すね。

Q サプリメントや市販薬は使用してもよい?

A ODに関するサプリメントも販売されていますが、これらに
ついては科学的根拠を示した研究報告がなく、日本小児心身
医学会では注意を促しています。そのため、薬はできるだけ
病院で処方されたものを飲むようにしましょう。
また、44ページで紹介した漢方薬はすべて市販されており、

粉以外に錠剤もあります。もちろん病院で処方してもらうことも可能ですので、担当の先生に相談してみてもよいでしょう。

Q 薬はどのように管理するのがよい?

A 薬はできるだけ子ども本人が管理し、決められた時間に飲むようにしましょう。飲むことをつい忘れてしまう子には、たとえば次のような工夫を提案してみるのも1つの手です。

・起床時の薬の場合

寝る前にスマホなどに薬を貼り付けておき、朝起きてスマホを見たときに気づけるようにする。

・食前後の薬の場合

食卓に1日分の薬が入るケースを用意して置いておく。

Q 粉の薬を飲むのが苦手なときは?

A からだの中に薬が入れば、何に混ぜて飲んでも大丈夫です。たとえば、バニラやチョコアイスに混ぜて飲むなどがおすすめです。ただしアイスなどに混ぜて飲む(食べる)と、アイスを全部食べたくなってしまう子がいます。1回でアイスを全部食べ切らずに、何回かに分けて食べるようにしましょう。

Chapter.3

「家でのお悩み」は
これで解消！

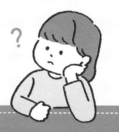

ODの子にとって よい起こし方とは？

- ☑ まずは十分な睡眠時間を確保しましょう。
- ☑ 子どものテンションがあがるものを
  用意してみるのもよいです。

「十分な睡眠時間」って何時間？

　朝起きやすくするためには、まず睡眠不足を解消しなければいけません。子どもが日中元気に過ごすために必要な睡眠時間が、その子に合った適切な睡眠時間といえます。アメリカでは中高生で8〜10時間が推奨されています（Paruthi S,et,al. 2016）。

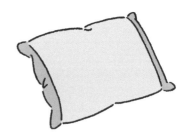

起きたあとの過ごし方も大切

　しっかりと睡眠をとったら、次はからだをリラックスモードから覚醒モードにリセットするための工夫が必要になります。次の例を参考に、お子さんと相談しながら起床後のルーティーンなどを決めるとよいでしょう。

・カーテンを開けて部屋に光を入れる

　体内リズムをコントロールしている脳に朝であることを伝える行動です。太陽の光と部屋の照明では太陽の光のほうがはるかに明るいです。たとえば、午前10時の太陽の光が65,000ルクスであるのに対して、部屋の照明は500ルクス程度しかありません。そのため「部屋の明かりだけで大丈夫」とは思わずに、しっかりと太陽の光を浴びましょう。

・好きな飲みものを飲む

　飲みものを飲むと腸が動き、からだの内側から目が覚めるようになります。好きな味のものだとテンションもあがるのではないでしょうか。

・好きな音楽を聴いたり、YouTubeやDVDなどをみる

　こういった「楽しい」刺激により、交感神経が活発になり覚醒モードになります。

・朝起きたあと、ベッドから離れて横にならずに過ごす

　ベッドの近くで過ごしていると、いつの間にか横になっていたことがある人もいるのではないでしょうか。「横になりたいな」「布団に入りたいな」という気持ちから横になってしまうと、なかなか覚醒モードにはなりません。できれば、ベッドから離れて過ごすようにしましょう。

起きてからの過ごし方のポイント

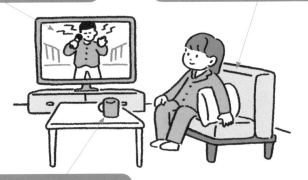

YouTubeやDVD、音楽などを聴いたり観たりして、楽しみながら過ごそう

横にならないようにしつつ、できるだけ楽な姿勢で過ごしてみよう

好きな飲みものを飲んで、からだの中から徐々に目を覚まそう

・家のなかで動く時間を増やす

　生活のなかで少しずつからだを動かすことで、からだを目覚めさせる方法です。家のなかでの活動時間を増やす方法として、たとえば家事のお手伝いなどがあります。

横になった状態で長時間過ごすと……

　横になりながら過ごす時間が長くなると「デコンディショニング」という状態になり、心肺機能や筋力が低下してODの症状が悪化します。そのためからだを動かすことが重要ですし、横になりたいときでも座椅子などを使って、頭を心臓より上にして過ごすことが大切です。

・アロマセラピーをする

　アロマセラピーの効果の仕組みには、香りの心理的作用と精油の薬理的作用があります。これらの効果を得るためには、まずは好きな香りであることが大切です。朝の目覚めにはレモンなどの柑橘系や、ペパーミントなどのアロマオイルをティッシュやハンカチに数滴垂らすだけでも効果的です。逆によりよい眠りのためには真正ラベンダーがおすすめです。

スケジュールを組んで起きる時間を決めよう

☑ 前日のうちに次の日のタイムスケジュールを

組んでみましょう。

☑ 「頑張る→楽しむ」のご褒美も大切です。

タイムスケジュールの内容って？

　規則正しい生活を送るために、タイムスケジュールを組むことは有用です。

　ODでは目が覚めてから、起き上がってからだを動かせるようになるまで時間がかかることがあります。そのためすぐに起き上がって動き出すことを目標にするのではなく、座椅子に座って過ごしたあとに椅子に座って過ごすなど、徐々に頭の位置を高くしていくとよいでしょう。タイムスケジュールには、このような「姿勢」についても書いておくとわかりやすいです。そのほか、朝カーテンを開けるタイミングや飲みものを飲むタイミングなども、タイムスケジュールに書いておくとよいでしょう。

前日の夜につくろう

タイムスケジュールは朝起きてからではなく、前日の夜に作成するようにしましょう。少しずつでよいのでできることを増やしていけるように、ODであることを受け容れてスケジュールを考えてみましょう。もちろん、しっかりと楽しむ予定も入れることが大切です。

薬の飲み忘れ防止にも

起きたときにミドドリンなどの薬を飲む必要がある場合は、目が覚めたらすぐに飲むことができるようにスケジュールに書いておきましょう。薬と一緒に水分をとることも大切です。スケジュールに書くだけではなく、枕元に薬と水を置いておくなどの準備もしておくとよいと思います。

スケジュールの組み方のコツ

「頑張ったら楽しいこと」「頭を使ったらからだを動かすこと」というように、逆の活動を組み合わせていくと、リフレッシュしながら1日の活動を頑張ることができます。次に2つスケジュールの例を紹介しています。こちらを参考にしつつ、子どもと一緒に話し合って考えてみましょう。

例1：学校に行く日のスケジュール

8:00	目が覚める→薬と水を飲む
	・椅子に座る
	・明るいところ（リビング）で過ごす
	・音楽や動画などでテンションをあげる

8:30　顔を洗って朝ごはんを食べる

> もし学校でしんどくなったら…
> 保健室で休ませてもらってね!

9:30　家を出発

9:50　学校に到着→2時間目から参加　★目標★

帰宅後　休憩

17:00　30分勉強（宿題）→15分休憩→30分勉強（宿題）

19:00　夜ごはんを食べる

20:00　就寝の準備

> 家族と一緒に考えよう!

・お風呂に入る
・明日のタイムスケジュールを作成する
・学校に行く準備をする

21:00　就寝

> 寝る30分前から携帯は
> 見ないようにしよう

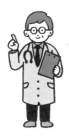

体調が不安定な間は、スケジュールを
予定どおりにこなせない可能性も十分に
あります。できるだけ余裕をもって
スケジュールをつくるようにしておきましょう

10:00　目が覚める→薬と水を飲む
　　　　　・椅子に座る
　　　　　・明るいところ（リビング）で過ごす
　　　　　・音楽や動画などでテンションをあげる

10:30　顔を洗って朝ごはんを食べる

11:00　ゲームや読書などをしながら過ごす

13:00　お昼ご飯を食べる
　　　　ゲームや読書＋勉強（宿題など）をする

夕方　　散歩をしたり、友だちと連絡をとったりする

19:00　夜ごはんを食べる

20:00　就寝の準備
　　　　　・お風呂に入る
　　　　　・明日のタイムスケジュールを作成する
　　　　　・学校に行く準備をする

21:00　就寝

> 1つをずっと続けるのではなく交互にいろいろなことをしよう！たとえば45分ゲームをしたら、15分休憩して、45分勉強してみる

> 家族と一緒に考えよう！

> 寝る30分前から携帯は見ないようにしよう

予定どおりにいかなくても大丈夫

　からだのしんどさから何もできずに1日が過ぎていってしまわないように、やりたいこと・やるべきことの予定を組んで見える化することが、スケジュールを作成することの目的です。結果として、体調が悪く予定どおりに過ごすことができなくても問題はありません。

COLUMN

どういったときに
体調を崩しやすいの？

　ODの子が体調を崩しやすいタイミングはさまざまです。それ
ぞれのタイミングについて、解説していきます。

・午前中

　自律神経には日内リズムというものがあり、日中は交感神経
（覚醒モード）が、夜間は副交感神経（リラックスモード）が優
位になります（12ページ）。ODの子は、起床後なかなか交感神
経が活発になりません。そのため、めまい・頭痛などの症状が午
前中に出やすくなります。時間の経過とともに交感神経がしっか
り働くようになってくると、ODの症状は落ち着いてきます。

> 朝から元気な日もあるんだけど……

と思われる方もいるでしょう。たとえば、楽しいイベントがある
日は朝から元気に過ごせることがあります。これは、1日の予定
を楽しみにワクワクしているときは、交感神経が活発になりやす

いからと考えられています。

　楽しいときに「テンションが上がる!」といいますが、まさに血圧が上がりやすくなっているのでしょう。

　　楽しいイベントのときだけ……

と思うかもしれませんが、子どもが「楽しみ」「楽しい」と思う時間を、大切にしてあげましょう。

　ふだんの生活では朝なかなか動けない子も、行事などがある日は動けることがあります。こういった子への対応については、138ページをご覧ください。

・お風呂上がり

　お風呂に入りからだが温まると、血管が拡張します。お風呂からあがって立ち上がったときに血管を十分に収縮できず、血圧の維持が難しくなり立ちくらみなどの症状が出やすくなります。
　お風呂から上がるときはゆっくり立ち上がり、急に頭を上げないように注意しましょう。

・水分が足りないとき

血管内の水分量が減ると、血圧を保つことができなくなります。特に夏と冬は注意が必要です。夏はよく汗をかくので発汗量が増えます。また、冬は水分をとることを忘れがちになります。そのため、血管内の水分量が不足しがちになるのです。摂取量の目安は78ページを参照してみてください。

・梅雨の時期

雨が多く気圧の変動が大きくなる影響で、ODの症状が悪化しやすくなります。また、この時期に症状が悪化する理由には、新学期から頑張っていた疲れが出てくる「五月病」の影響もあるようです。

五月病とは？

4月から始まった新しい環境に慣れるために頑張りすぎて、うまくリラックスできないことが原因で起きるからだの病気です。やる気が出ない・疲れやすい・頭痛・腹痛・朝起きられないなどが主な症状です。

「五月病」という名前ですが、5月だけでなく、4月でも6月でも起こります。頑張っているときは疲れに気づきにくいものです。そのため、ふだんから「よく食べ、よく遊び、よく寝る」ことが大切です。

・雨が降る前／台風が接近してきたとき

　梅雨の時期と同様に、気圧の変化によりODの症状が出やすく
なります。

・部活中／部活後

　毎日の部活や炎天下での部活など、ハードな練習によりからだ
に疲れがたまってしまうことで、自律神経のバランスが乱れOD
を発症してしまうことがあります。

・長期休み

　夏休みや冬休みなど長いお休みに入ると、ゲームやインター
ネットなどで夜遅くまで遊んでしまうことがあります。このよう
な生活は、自律神経の日内リズムの乱れにつながり、そこから
ODの症状悪化を招きます。そして、休みが明けたときには朝起
きられなくなってしまっていることがあります。

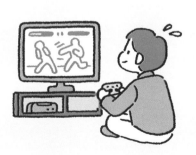

起きる時間はバラバラでも大丈夫?

☑ 時差ぼけの状態になりかねません。

☑ 「△時に起きたい」と意識すると

その時間に起きやすくなります。

2時間以上のズレは避けましょう

　寝る時間と起きる時間はできるだけ一定にしておいたほうが、日中楽に過ごすことができます。休日になると起きる時間が遅くなる子も多いと思います。平日より起床時間が2時間以上遅くなると、休み明けの月曜日に起きる時間を早めることが難しくなります。こういった状態を「社会的時差ぼけ」といいます。体内リズムにズレが生じている状態、いわゆる海外旅行で生じる時差ぼけと同じことが体内で起こってしまいます。海外旅行の時差ぼけで考えてみると、2時間のズレだとタイ旅行、3.5時間のズレだとインド旅行から帰ってきたときと同じ状態になってしまうのです。からだへの負担を、イメージしやすくなったのではないでしょうか?

起きる時間を意識してみよう

　もう1つ大切なことは、寝る前に「明日△時に起きよう」と起きる時間を意識しておくことです。すると、その時間に起きやすくなります。不思議に思えますが「△時に起きたい」と前日に決めておくと、決めたその時間の前から、からだのなかでACTHというホルモンの値が増え始めます。ACTHの働きによって、からだを目覚めさせるコルチゾールというホルモンの値が上昇し、その結果起きる予定の時間には体温と血圧が上がり、目が覚めやすくなります（Born J,et,al. 1999）。

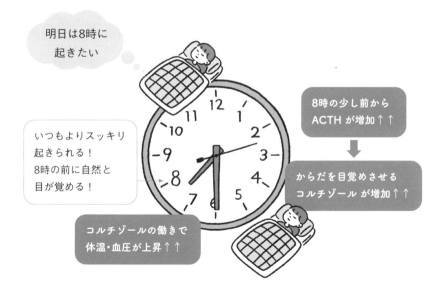

　これは、起きる時間を決めておかなければ、からだはなかなか目覚めてくれないともいえます。

食事の際のポイントは？

☐ 水分と塩分の摂取を心がけましょう。

☐ 食後、低血圧になりにくい食べものを

  選ぶことも大切です。

水分・塩分はどうやって摂取する？

　水分と塩分の摂取量が十分でないと脱水状態になります。この状態は、からだのなかの血圧を維持するために必要な血管内の水分量が減っているといえます。そのため、水分・塩分どちらも欠かせません。ODの子に推奨されている水分量は1日1.5 〜 2L、塩分は1日8 〜 10gです。健康な子どもの塩分摂取目標量は1日6.5 〜 7.5g未満とされているので、ふだんの食事に食塩3g追加することを目安としていただければと思います。症状の強い午前中にとったほうが効果的です。そのため、朝に和食ならお味噌汁、洋食ならコーンスープなどを飲むことをおすすめします。

糖質の過剰摂取には注意しよう！

　スポーツドリンクにも塩分は含まれていますが、一般的なスポーツドリンク（500mL）では1本あたり塩分0.5gほどしか含まれていません。そのため、自分で塩をひとつまみスポーツドリンクに加えるなど工夫をしたほうがよいでしょう。

　また、塩分は1本あたり0.5gしか含まれていませんが、糖質は25g前後も含まれています。世界保健機関（WHO）は1日あたりの糖質の摂取量を「エネルギー総摂取量の10%未満（できれば5%未満）」にするようすすめています。部活（運動）をしていない中学生の1日のエネルギー必要量は2500kcalです。その10%は250kcal、糖質に換算すると62.5gに相当します。そうなると、スポーツドリンク1本で1日の糖質摂取推奨量の40%を摂取することになってしまいますので、糖分の過剰摂取には気をつけましょう。

　　スポーツドリンクの塩分・糖質なども確認しておこう！

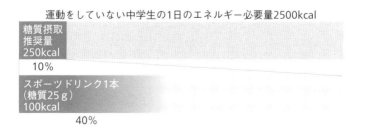

運動をしていない中学生の1日のエネルギー必要量2500kcal

糖質摂取
推奨量
250kcal
10%

スポーツドリンク1本
（糖質25ｇ）
100kcal
40%

食後に血圧が下がることも

　食後は食べたものを消化するために消化管の血流が増加するため、一時的に全身にめぐる血流量が低下し、血圧も低下してしまいます。これを「食後低血圧」といいます。食後低血圧を避けるために、食事は

① 少量頻回（複数回に分けて、1回の食事量は少量にする）
② 高GIの食事を摂りすぎない

ようにしましょう（Chelimsky G,et,al. 2020）。

高GI・低GIの食事とは？

　GI（Glycemic Index）とは、食後の血糖値の上昇に関する指標です。高GI食とは食後の血糖値が上がりやすい食べもののことで、低GI食とは食後血糖値が上がりにくい食べもののことです。

- **高GI食：食パン、うどん、白米など**
- **中GI食：パスタ、中華麺、玄米など**
- **低GI食：そば、全粒粉パンなど**

鉄・ビタミン不足にも気をつけよう

　POTS（36ページ）では、鉄・ビタミンB12・ビタミンDなどが不足しがちといわれています。思春期では、からだの成長のためにさまざまなビタミンやミネラルが必要となります。これらの栄養素はふつうに食事をしていても思春期だと不足しがちですが、ODになって食事量が減るとさらに不足してしまいます。

　また、日光を浴びることで合成されるビタミンDも外出する機会の減少で減ってしまいます。次の各成分の解説を参考に、日ごろの食事内容での摂取を意識してみましょう。

・鉄

　鉄は肉や魚などに含まれる「ヘム鉄」と、ひじきやほうれん草などに含まれる「非ヘム鉄」があり、ヘム鉄の方がからだに吸収されやすく効果的です。鉄は血液をつくるのに必要な成分で、不足すると動悸・めまいなどの貧血症状がでます。そのほか、イライラや抑うつ症状などもでてきます。月経のある女の子では特に意識して摂取するようにしましょう。

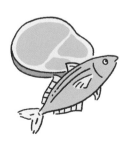

・ビタミンB12

　ビタミンB12は、レバーやあさりなどに多く含まれています。植物性食品には含まれていないので、野菜中心の生活の場合は気をつけなければいけません。ビタミンB12は、血液や神経をつくるのに必要な成分です。不足すると疲れやすい・体力低下・食欲不振などの症状がでます。

・ビタミンD

　ビタミンDは、サケ・マグロ・サバなどの脂肪性の魚に多く含まれています。そのほか、日光の紫外線を浴びることで体内でもつくられます。ビタミンDは、骨をつくるのに必要な成分です。

主な食べものとそれぞれの含有量（可食部100ｇあたり）

・鉄（摂取推奨量約10mg／日）

食品	含有量（単位：mg）	食品	含有量（単位：mg）
フレークの缶詰（味付・まぐろ類）	4.0	塩サバ	2.0
あさりの缶詰（水煮）	30.0	魚肉ソーセージ	1.0
焼き鳥の缶詰	2.9	牛ひき肉（焼き）	3.4
ほうれん草（生）	2.0	豚ひき肉（焼き）	1.6
水菜（ゆで）	2.0	鶏ひき肉（焼き）	1.4

・ビタミンD（摂取目安量約9μg／日）

食品	含有量（単位：μg）	食品	含有量（単位：μg）
しらす干し（微乾燥品）	12.0	かつお（なまり節）	21.0
しらす干し（半乾燥品）	61.0	塩サバ	11.0
しろさけ（焼き）	39.0	まぐろ（めじまぐろ・生）	12.0
べにざけ（焼き）	38.0	まいたけ（油いため）	7.7
いわしの缶詰（味付）	20.0	エリンギ（焼き）	3.1
鶏卵 卵黄（生）	12.0	えのきたけ（油いため）	0.8

・ビタミンB$_{12}$（摂取推奨量約2.4μg／日）

食品	含有量（単位：μg）	食品	含有量（単位：μg）
しじみ（水煮）	82.0	たらこ（焼き）	23.0
あさりの缶詰（水煮）	64.0	オイスターソース	2.0
しろさけ（焼き）	6.0	かつお節	15.0
のり（味付・焼き）	58.0	するめ（いか類）	12.0
かき（養殖）のフライ	30.0	レバー（牛・鶏・豚）（生）	53.0・44.0・25.0

※「日本食品標準成分表2020年版（八訂）」（文部科学省，2020）をもとに著者作成
（https://www.mext.go.jp/a_menu/syokuhinseibun/mext_01110.html）

食欲不振・体重減少…
そんなときは？

☑ **食欲がないときは胃腸の働きが悪くなっているので、**

ドリンクタイプなどで栄養を

摂取するのもよいでしょう。

姿勢や食べものの工夫

　ODの子は胃腸の血流の悪さや自律神経の働きの問題から、朝は胃腸の動きが悪く食欲がわかないことが多いです。座椅子に座って足を伸ばして座る長座位の姿勢のほうが食べやすくなるかもしれません。

　胃腸の動きが悪く食事ができないときは、消化しやすいドリンクタイプの栄養剤を飲むのがよいでしょう。水分摂取も同時にできるので一石二鳥です。

体重減少で症状の悪化も……

　通常のときと比べて1〜4％体重が減少すると、症状が悪化するといわれています。体重減少の原因は水分量や筋肉量の減少が

考えられます。少しずつ運動をしてプロテインを摂取し筋肉をつけるとよいでしょう。最近は食べやすい味やかたちのプロテインが販売されているので、おやつ感覚で食べられると思います。

食事のタイミングにも気をつけよう

　朝食がどうしても食べられなければ1日2食でも構いませんが、栄養バランスを考えて体重が減らないようにしましょう。また、食事の時間にも注意が必要です。食事をすると消化のために胃腸が一生懸命動くので、本来寝ている時間に胃腸が働いていると眠りにつけたとしてもからだは起きている状態になります。そのため、体内リズムも乱れてしまいます。

　また、可能であれば子どもだけの食事は避けて、家族で一緒に食事をすることをおすすめします。生活リズムも比較的一定になるので、体内リズムを整えることにもつながるでしょう。

家族との会話は自己肯定にもつながる

　朝食の時間に家族と会話をしている人ほど、自分のことを好きと思える割合が高いという調査結果があります（文部科学省, 2014）。ODになると、周りと比較して「なんで自分だけ……」と悲観的になってしまう子も少なくありません。学校のこと以外でもよいので、好きなことや楽しめることを見つけたり、それについて家族と一緒に話せたらいいなと思います。

寝るときは何に
気をつけたらいい？

☑ 就寝・起床時間は一定にしましょう。

☑ できれば、スマートフォンやタブレットは

　布団に持ち込まないようにしたいです。

睡眠時間のポイント

　日中に交感神経（覚醒モード）をしっかり働かせるためには、からだを動かすことが大切です。また、夜に副交感神経（リラックスモード）を働かせるためにはしっかりと眠ることが大切です。

　中学生の適切な睡眠時間は8時間以上とされています。また、睡眠はおよそ90分で1セットですが、そのなかで最も深い睡眠となるのは「眠りについてからの最初の90分」といわれています。この時間の睡眠をしっかりとることで、交感神経から副交感神経へスムーズに切り替わり、自律神経が整うと考えられます。最初の90分の睡眠が浅くならないように、最適な睡眠環境をつくりましょう。

最適な睡眠環境をつくろう

① 就寝・起床のリズムは一定に

就寝・起床時間をできるだけ一定にし、体内リズムを整えやすくしましょう。お休みの日は、起きる時間が平日よりも2時間以上遅くならないように注意します（76ページ）。

② 寝る前に明るい画面をみるのは避けよう

眠気を誘うメラトニンというホルモンは、自分の周りの環境が暗くなることで分泌され、明るくなると分泌が止まります。そのため、寝る直前までスマートフォンやタブレットなどを見て過ごさないためにも、布団のなかにはスマートフォンなどを持ち込まないようにしましょう。

また、夜にゲームをすることもあると思います。寝る直前までゲームをすると目から入る光だけでなく、ゲーム自体の刺激で脳が覚醒してしまい、眠りにくくなってしまいます。そのため、寝る30分前までにはゲームをやめるようにしたいですね。

体内リズムやホルモンについては、91ページで詳しく解説しています。よければ参考にしてみてください

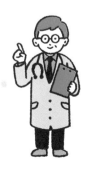

子どもの昼寝は
そっとしておいても大丈夫?

☐ 昼寝は「15時まで」に「20分程度」なら

　　大丈夫です。

☐ 午後の眠気をとるには有効です。

「最適な昼寝」とは?

　人が眠くなるタイミングは夜だけでなく昼過ぎにも軽く訪れます。日本では一般的に眠るのは夜だけですが、スペインなどでは「シエスタ」という長いお昼休みに、昼寝をする風習があります。

　適切な昼寝であれば体内リズムを崩すようなことにはなりませんが、不適切な昼寝は体内リズムを崩してしまうので注意が必要です。適切な昼寝とは15時までに20分程度の睡眠をとることです。昼寝の時間が30分を超えると深い睡眠になり、起きたときに眠気や怠さが残ってしまいます。また、15時以降の睡眠は夜の睡眠に影響を与えます。布団で寝ると起きにくくなってしまうので、ソファや机に伏せて寝るなど環境にも注意しましょう。

毎日十分な睡眠をとることが基本ですが、夜十分眠れなかった場合、午後の眠気を改善するのにはやはり昼寝が有効です。タイミングと長さに注意しながら、昼寝をしましょう。

健康のために大切な睡眠

　厚生労働省の『健康づくりのための睡眠指針2014』から、特に大切な内容を抜粋しました。

1. よい睡眠で、こころの健康づくり

　「健常者を対象に、実験的に睡眠を剥奪すると、身体愁訴、不安、抑うつ、被害妄想が発生・増悪し、感情調節力や建設的思考力、記憶能力等のこころの健康を保つ上で重要な認知機能の低下が生じる」と記載されています。十分な睡眠がこころの健康のために大切であることがわかります。

2. 朝食はからだとこころの目覚めに重要

　「中・高校生を対象にした研究では、朝食を欠食する頻度が多い者ほど入眠困難、中途覚醒、早朝覚醒、不眠を訴える割合が多い」と記載されています。朝ごはんを食べないと睡眠に関するさまざまな問題につながることがわかります。

3. 朝、目が覚めたら日光を取り入れる

　「起床後、太陽の光を浴び、体内時計のリズムがリセットされてから15 〜 16 時間後に眠気が出現する。通常室内の明るさは200 〜 500ルクスであり、太陽光の10分の1以下である。起床後2時間以上室内にいると体内時計の同調が十分に行われず、就寝時刻が遅れやすい」と記載されています。太陽の光を起床後2時間以内に浴びることが、規則正しい睡眠リズムにつながることがわかります。

睡眠薬は飲んでもいい?

☑ 睡眠薬の適切な使用は

　　自律神経の改善に有効です。

☑ 睡眠の仕組みも理解しておきましょう。

睡眠薬を飲む前に知っておきたいこと

　睡眠リズムを整えて自律神経の乱れを正すために、睡眠薬を適切に使用することは問題ありません。日内リズムが改善し、右図のような睡眠の仕組みに戻れば睡眠薬は不要になります。

睡眠薬以外の方法も

　眠りやすくなる方法としてアロマセラピーもおすすめです。たとえば、真正ラベンダーの精油を1滴ティッシュに垂らして寝る前枕元に置いておくだけで、睡眠の質がよくなります。逆に、目覚めたいときは、レモン1滴＋ペパーミント1滴などがおすすめです。

眠くなるホルモンをつくる食べもの

　眠くなるホルモンにメラトニンがあります。メラトニンのもととなるセロトニンはトリプトファンからつくられます。トリプトファンは体内でつくられないため、食事から摂取する必要があります。小麦やそば、大豆、納豆、カツオ、マグロ、アジ、イワシなどに含まれていますので、意識して食べるとよいでしょう。

体内リズムを理解しよう

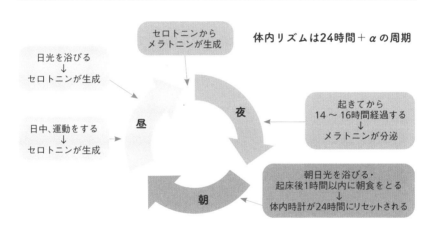

体内リズムは24時間＋αの周期

セロトニンから
メラトニンが生成

日光を浴びる
↓
セロトニンが生成

日中、運動をする
↓
セロトニンが生成

昼　夜

朝

起きてから
14 〜 16時間経過する
↓
メラトニンが分泌

朝日光を浴びる・
起床後1時間以内に朝食をとる
↓
体内時計が24時間にリセットされる

ホルモン	役割・特徴など
セロトニン	メラトニンのもとになるホルモン。セロトニンにも緊張・不安、うつ傾向の軽減などこころを安定させる大切な作用がある
メラトニン	眠気を誘うホルモン。周囲が暗くなることで分泌され、明るくなると分泌が止まる

どんな運動をすると いいの？

☐ 体調や体力に合ったものにしましょう。

☐ 運動をすることで、心肺機能・筋力・血行が

改善します。

ODにはどんな運動が効果的？

ODの症状をよくするためには、活動量の減少にともない低下した心肺機能や筋力・血行の改善が必要になります。これらを目的とする運動になるので「有酸素運動」が適しているでしょう。

実際に運動を始めてみよう！

運動を始めるにあたって、いくつか注意点があります。活動量が少なく体力・筋力が低下している場合は、次に解説している「③立たなくてもできる運動」から少しずつトライしていきましょう。

・タイミング

　午前中は避けて、ODの症状が落ち着く時間帯から開始しましょう。

・運動の内容

① 散歩（ウォーキング）

　ガイドラインでは15 〜 30分の散歩をすすめています。散歩は立って行うので、長く立ち続けるための体力をつけることができます。また、第二の心臓といわれるふくらはぎを使うので、立っているときに発症するような症状（たとえば、立ちくらみやふらつき）の改善が期待できます。

ウォーキングの姿勢に気をつけよう

右から厚生労働省がまとめた「歩く時のポイント」を見ることができます。ウォーキングの姿勢についてわかりやすく記載されていますので、是非参考にしてみてください。

ふくらはぎを動かそう！

ふくらはぎは第二の心臓といわれています。ふくらはぎを動かすと筋肉が収縮され、そのなかを通る血管も収縮されることで、下半身の血液が心臓に戻りやすくなります。

② スイミング

　重力の影響が軽減されるスイミングも、ガイドラインではすすめられています。体力に合わせて、泳ぐ時間や距離などを調整するようにしましょう。

③ 立たなくてもできる運動

　立って運動をすることが難しい場合は、座ってできるかかと上げ（カーフレイズ）や寝たままできるエアロバイク、柔軟体操・ストレッチで筋肉をほぐして血行をよくしましょう。

座りながらできる「カーフレイズ」

　椅子に座り、両足を少し前に出した状態で、かかとを限界まで上げてゆっくり下ろす動作をくり返しましょう。ふくらはぎが効果的に鍛えられます。20回1セットなど回数を決めて実施しましょう。

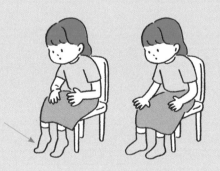

④ ゲーム×運動

　ゲームを使って楽しみながら運動をすることもおすすめです。
『ポケモン GO』などのスマートフォンでできるゲームを使うと、
楽しみながら散歩をすることができます。また『Wii Fit』や『リ
ングフィット アドベンチャー』などのTVゲームだと、自宅で楽
しく運動することができます。家族と一緒に・自宅で・楽しくで
きるので、子どもと相談して試してみてもよいのではないでしょ
うか。

・運動のあと

　しっかり運動したあとにはタンパク質を摂って筋肉にご褒美を
あげましょう。タンパク質を多く含む食材は肉・魚・豆腐・牛乳
などです。また、プロテインの摂取もよいでしょう。

　筋肉をつけることで、疲れにくいからだになるだけでなく、筋
肉からでる「マイオカイン」といわれる物質により、気持ちも前
向きになっていきます。

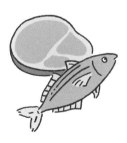

「夜遅くまでゲーム」 注意したほうがいい？

☑ 親子で話し合いルールを決めましょう。

☑ ペアレンタルコントロール機能などの設定も

　有効です。

ゲームのしすぎが睡眠障害に

　ODの症状によって日常生活に支障がでている場合、外出や友だちと遊ぶことができなくなり、ゲームが唯一の気晴らしになってしまうことがあります。そのような場合、ゲームをする時間帯などに注意をしなければ睡眠障害にもなってしまいます。ODの睡眠障害は、

・自律神経のバランスの乱れ

・日中の活動量の低下

・太陽の光にあたる時間の少なさ

が主な原因です。

眠れないからといって夜中にゲームをすると、ゲームの楽しさから脳は覚醒状態になります。また、明るい光が目に入ることで眠気を誘うメラトニンの分泌も止まり、さらに眠れなくなってしまいます。これはゲームだけではなく、スマートフォンにもいえます。

子どもと一緒にルールを決めよう

　まずは、睡眠のリズムを整える必要があります。親子で話し合ったうえで、ゲームやスマートフォンをやめる時間を決めましょう。就寝時間の30分前にはやめることができたらよいと思います。ペアレンタルコントロール機能を設定するなどもおすすめです。

ペアレンタルコントロール機能を活用しよう

　ペアレンタルコントロール機能とは、ゲームやスマートフォンの利用時間、有害サイトへのネット接続、課金などを制限できる機能です。

ゲームにはメリットもある！

　ゲームには「楽しんで取り組める」「人とつながることができる」というメリットがあります。ODになってから周りの人との関わりが減ってしまっている場合には、ゲームを通して友だちとオンラインでつながれることは、子どもにとってメリットになります。

ゲームの刺激性には注意しよう

　ここで注意しなければいけないことは、ゲームによる「脳の報酬系への刺激」です。報酬系というのは「達成したい目標に向かって頑張ることでドーパミンというホルモンが分泌されて、交感神経が活性化する」という脳の機能のことです。

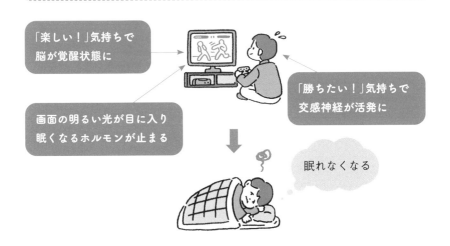

ゲームをすると眠れなくなる仕組み

「楽しい！」気持ちで
脳が覚醒状態に

「勝ちたい！」気持ちで
交感神経が活発に

画面の明るい光が目に入り
眠くなるホルモンが止まる

眠れなくなる

興味があるものに対してワクワクするときや、頑張ったら褒めてもらえる・ご褒美がもらえるといったようなときに、いつも以上に頑張れるのは、この報酬系のおかげです。ただし、寝る前にゲームをしてしまうと報酬系の活発化により眠れなくなってしまうのです。

ゲーム依存症についても知っておこう

　報酬系と依存症には関連があります。ゲームやインターネットで手軽に報酬系への刺激による快感が得られるようになると、そのうち、快感を得る手段としてゲームやインターネットに依存するようになっていってしまいます。

　依存症の専門家である松本俊彦先生は「依存症は人に依存できない病」と話しています（松本, 2021）。ODの子が孤立してしまい人に依存できなくなると、ゲームやインターネットに依存するようになってしまう可能性があります。そうならないように、周りの人が子どものことをしっかりと理解しサポートすることが大切です。

ゲームのルールには
どのようなものがある？

☑ それぞれの特徴を理解しましょう。

☑ 親子で話し合って決めたルールが

　一番よいと思います。

いろいろなルールを紹介

お子さんとルールについて話す際の参考にしてみてください。

・何かに応じて使用時間を決める

学校に行けた時間や勉強をした時間に応じて、スマートフォンやゲームの使用時間を設定する方法です。たとえば、平日5日間のうち学校に行けた日数分、使用時間を増やすことができるなどです。

・学校の時間帯は使用しない

同級生が学校に行っている時間（朝の9時から16時までなど）はゲームやスマートフォンを触らないなどです。

・使用する場面を決める

　たとえば、使用する場所を限定する場合、リビングでのみ使えるようにするとベッドに持っていかないようになるため夜更かしを防げます。また、ごはんの時間は触らないようにすると、家族で話す時間を大切にできます。

親子で納得できるルールをつくるために

　ゲームなどを購入する前にルールを決めておくことが理想ですが、あとからルールを決めることになったときは、せっかくですので是非親子で一緒にゲームをして、理解したうえでルールを決めてほしいです。ゲームにもRPGやパズルゲームなどさまざまなジャンルがあるため、特徴をふまえたルールづくりが大切です。そうすることで、子どもと親両方が納得するルールがつくれると思います。

ゲームの特徴を理解しよう！

区切りがいい
タイミングは?
(1試合約〇分)

1人でやる?
チームでやる?

スマートフォンでやる?
テレビでやる?
ほかの機器?

イヤホンは必要?
ゲーム中に声をかけても
大丈夫?

課金やゲームの
設定など……

なかなか勉強に
取り組めない子には？

☐ 脳への血流量の減少が原因で

　勉強できなくなっていることを理解しましょう。

☐ タブレット学習なども検討するとよいでしょう。

勉強に集中できない理由

　ODの子が勉強に取り組めない主な理由に「脳への血流量の低下」があります。勉強するときの座っている姿勢は、下半身に血液がたまりやすく、脳への血流量も減ります。実際に勉強をしていても

集中力が全然続かない

字を読んでいても頭に入ってこない

という子がいるのも、脳への血流量の低下が原因です。このような状態では気合いで頑張ったところで、ただしんどいだけで勉強

の効率もとても悪くなってしまいます。まずは、からだの症状が落ち着くまで待ってあげましょう。そして、血圧や心拍数が安定して症状が落ち着いてから、勉強をするべきだと思います。

子どもも勉強の遅れに不安を感じている

　東京医科大学の調査（須田ら，2019）によると、ODの子が学校を欠席中に不安に思うこととして「勉強の遅れ」が最多でした。また、学校へ無理なく行くために必要だと思うものは「1. 体調の回復」「2. 無理を強いられない雰囲気」「3. 勉学の遅れの取り戻し」（多い順）という結果でした。このように多くの子が勉強の遅れを気にしています。焦ったり不安になったりする子もいると思いますが、最近は自宅で勉強ができる環境（オンライン授業やタブレット学習など）も整ってきています。そのため、焦らず子どものペースで進めていけるとよいと思います。夕方以降体調が落ち着いてきたころに、個別指導塾などに行き勉強をするのもよいでしょう。

不登校のときは治療から始めよう

　学校に行けない子は、無気力になり何に対してもやる気が湧かない状態になっていることがあります。まずは、ODの症状がある現状を家族全員で受け容れて、いまより悪くならないようにすることから始めましょう。そして、少しずつ前向きになり元気に過ごせる時間が増えてくれば、いずれ勉強をする意欲も湧いてくると思います。

子どもとの会話で 気をつけたいこと

☐ 平日の活動量や姿を基準に見守りましょう。

☐ 子どもとは指示的ではなく「支持的」に

　関わるようにしましょう。

休日の活動を基準にしてしまうと……

ODの子をみていると

　　どこまでが本当の症状なのか

と疑いたくなることがあると思います。たとえば、ふだん朝は「頭痛と怠さで動けない」といっているのに、友だちと遊びに行く約束がある休日は朝から元気に起きてくるなどです。だからといって、頭痛と怠さで動けないときに

　　休みの日は朝から動けたのだから、今日も頑張って動きなさい

といってもあまり効果はありません。いわれて頑張れるようなら、すでに朝から動いているはずです。

　ODの子が日ごろどれだけ動けるかは、休日ではなく平日を基準に考えるべきです。子どもが「しんどい」というときは、その訴えを理解してあげましょう。基本的に朝はしんどいですが「友だちと遊びに行く」「修学旅行に行く」など、テンションがあがるようなことがあると、一時的に交感神経の働きがよくなり元気になります。元気に活動して人と関わるということは、身体的な面だけでなく、自己肯定感の向上のためにも大切なことです。そのような機会を少しでも増やせてあげられたらと思います。

指示的な関わりと支持的な関わり

　子どもとの会話では、子どもに対して指示的になりすぎないように、子どもの自主性を尊重し「支持的」に関わるようにします。支持的な関わりとは「子どもの話をしっかり聞いて共感を示し、子どもが『受け容れられている』と感じる関わり方」です。これは、子どもが自主的に動き出せるように親がサポートするということでもあります。

　ODになる子の傾向の1つに「過剰に相手に合わせる」ことがあるとされています。支持的な関わりは自立につながるため、ODの子にとってとても大切です。まずは子どもに「どうしたいか」を聞き、親はそれを可能な範囲でサポートしていくのがよいでしょう。

家族内でODへの理解が バラバラなときは？

☑ 正しく病気を理解していないと子どもが

混乱する恐れがあります。

☑ 自分なりの声かけも大切です。

子どもが混乱しないようにしよう

　家族のなかでODへの理解が統一されていないと、子どもへの声かけがバラバラになってしまうので、子どもは困ってしまいます。たとえば、朝しんどくて起き上がれずに横になっているときに、お母さんからは

　　体調が戻るまで休んでいていいよ

といわれ、お父さんからは

　　学校が始まるぞ、頑張って早く起きなさい

といわれる、とします。まるでコントのようですが、実際によくあるお話です。子どもにしてみれば、どちらのいうことを聞けばいいのかわからなくなってしまいます。

声かけは自分なりの言葉で大丈夫

　声かけを一致させることは大切ではありますが、筆者は可能な範囲でよいと考えています。なぜなら、人それぞれ考え方や家庭内での役割などが異なるからです。

　ODの子への声かけを一致させることよりも、病気を正しく理解し、子どものしんどさを理解することの方が大切です。子どものことを本当に理解し、信じてあげられるのは家族のほかにはいません。親が病気を正しく理解していれば、声かけの内容が多少一致していなくても子どもは十分安心することができるでしょう。

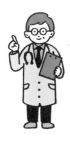

声かけの内容を一致する必要はないですが、
ODの症状や治療に関する理解は
できるだけ統一しておきましょう

祖父母に理解してもらうことも大切

　おじいちゃんやおばあちゃんが「頑張れ頑張れ」といい過ぎてしまうことも実はよくあります。昔はODという病気の概念がなかったので、おじいちゃんやおばあちゃんの世代は

朝起きられないのは気の持ちようだ

と考えてしまうことも多いのだと思います。このような場合は、一度子どもの診察に付き添ってもらい、医者からODについて一緒に説明を受けることで理解してもらうという方法があります。

　また、付き添いが難しい場合は、病院で行った診察（新起立試験など）での異常な血圧・心拍変動の結果を見せて、理解してもらうのもよいかもしれません。もちろん、本書を読んでもらうのも1つの方法です。

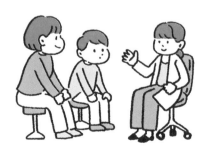

母性的・父性的な関わり、どちらも大切！

　乳幼児期に家族から母性的・父性的な関わりを受けることはとても大切です。愛され触れ合う経験を通して、子どもは自己肯定感と、他人への信頼感を育んでいきます。

　心理学者の河合隼雄先生は、母性的な関わりとは「我が子はすべてよい子」と考え育てようとすることで、父性的な関わりとは「よい子だけが我が子」と考え子どもを鍛えようとすることと述べています（河合，1997）。母性的な関わりは自己肯定感を高め、父性的な関わりは自己効力感を高めるので、どちらも大切です。子どもの状態に応じて適切なバランスで関わりましょう。

　ここでいう母性・父性は「母性だからお母さん、父性だからお父さん」というわけではありません。母性的・父性的な関わりの例として、子どもが道で転んでケガをしたときに、母性的な関わりでは「痛かったね」と声をかけて抱きしめてあげたりします。父性的な関わりではケガの具合をみて「よし、大丈夫！」と励ましてあげたりするでしょう。

　児童精神科医の佐々木正美先生は「まず母性的な関わりで子どもを受容、承認、許容し十分に安心感を育て、その後に父性的な関わりで規律、義務、責任を教えていく、という順序が何よりも大切だ」と述べています（佐々木，2019）。ODの子も同じで、まずは母性的な関わりを十分にしてから、父性的な関わりがあるべきだと思います。

「子どものため」「自分のため」に大切なこと

☑ 自分のための時間も大切にしましょう。

☑ 親は、子どもの治療に関する行動の

サポート役でもあります。

過度な心配は子どもにとってストレスにも

　ODの子どもをもつ親は子どもが少しでも体調を取り戻せるように、と、できる範囲でコミュニケーションをとり一生懸命関わっていると思います。そして子どもの体調に一喜一憂し、悪くなれば自分が悪いと責めてしまうこともあるのではないでしょうか。心配や不安な気持ちから、親がこのようになることは自然なことです。

　しかし、親が子どものことを心配する気持ちと子どもの体調がよくなることは別です。むしろ心配しすぎることは、子どもにとって不要なストレスになり、ODの症状が悪化することもありえます。

自分のための時間をつくってみる

　子どもが明るい気持ちで前向きに過ごせるように、できれば親も明るく前向きにいてほしいと思います。そのためには、親が気晴らしできる場所や趣味などをもっておくことが大切です。

　たとえば、家でできること（読書・お菓子づくり・推し活・YouTubeを観る）や、子どもが学校に行っている時間にできること（映画・買い物・ランチ・ネイル）、仕事をするなどがあります。子どもと離れて自分のために使える時間ももてるとよいですね。

コミュニケーションの語源

　コミュニケーションは一方的な情報伝達ではありません。「communication」の語源は、ラテン語の「comm（共に）」と「unio（一致）」に由来する「communis（共通の）」に「munitare（疎通をよくする）」を付加したものです。語源からもわかるように、コミュニケーションは情報やお互いの考えを共有しあって、はじめて成立します。親の考えや話を一方的に子どもに伝えるだけではなく、子どもの考えや話をきちんと聞くことも大切です。

子どもが落ち込んでいたら？

▢「理想の自己像」を再設定すると

よいかもしれません。

▢ ポジティブな諦めも知っておきましょう。

理想と現実のギャップを小さくしよう

ODの子は、ほかの子ができていることを同じようにできずにストレスを抱えています。そんな自分に対して落ち込んでしまうこともあるでしょう。このようなときは、親はまず、子どもが孤立してしまわないようにしてあげます。話を聞き、つらい思いに共感しましょう。105ページでふれた支持的な関わりです。

落ち込んでいる原因としては「そうありたいと思う理想の自己像」と「ODであるためにそれができない現実」とのギャップであることが多いです。そのようなときには、①現実（ODであること）を受け容れるようにし、②理想の自己像を少し頑張れば届くところに設定しなおして、ギャップを減らすことが大切です。

目標を再設定する

　たとえば、もともと成績がよくオール5を目指していた子がいるとします。ODにより途中出席・欠席が増え、オール5（理想像）が厳しくなり落ち込んでいるとします（現実）。そこで、オール5を目指すのではなく、テストで75点以上とることを目標とすることにします。そうすることで、別室や塾などで勉強することでもクリアできそうな目標になり、勉強のやる気も復活するでしょう。

いまの自分に合った目標を考えてみる

【ODになる前】
オール5の目標達成に
向けて無欠席で勉強を
頑張っていた

【ODになってから…落ち込む】
遅刻や欠席が増え、オール5の
達成が難しくなり、勉強へのや
る気がなくなった

【ODになってから…目標を再設定する！】

テストで75点以上
をとる！

気になっている
検定や資格をとる！

ポジティブに"諦める"方法も

　子ども自身がODであることを受け容れるためには、子どもがODについて理解するだけではなく、周りの家族も理解し、ODである子どもを受け容れる必要があります。

　また、ODを理解したうえで「諦める」ことも大切です。この諦めるというのは決してネガティブな意味ではなく、むしろポジティブな意味のものです。「からだがそのような状態であるのだから仕方ない」「いまできることから頑張ろう!」という発想の転換を行うということです。

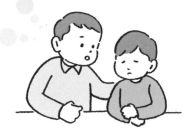

　親が諦められないのに、子どもが諦めることはかなり難しいと思います。ポジティブな意味で、まず親が諦めることも大切だと思います。

ただ諦めるわけではない

　元々「諦める」という言葉の意味はただ「断念する」というものではありませんでした。「諦める」の語源は「明らかにする」であり、ただ諦めるのではなく、たとえば「ODであるから仕方ない」と納得したうえで諦めるという意味でした。

　ほかの似た言葉に沖縄方言の「なんくるないさー」があります。「なんくるないさー」は、「まくとぅそーけーなんくるないさ」という言葉が語源です。

・「まくとぅそーけー」
　　＝「正しい行いをしていれば」
・「なんくるないさー」
　　＝「自然とあるべき様になるものだ」

という意味だそうです。ただ諦めるわけではなく明るく前向きな気持ちを持つことが大切ですね。

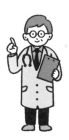

目標は人それぞれですが、登校に関する目標をたてる方もいらっしゃると思います。登校に関する目標については、124ページを参考にしてみてください！

COLUMN

生活を充実させる ための工夫

　ここでは、ODの子が日常生活で使うと症状が楽になるものや、ポジティブな気持ちになるための工夫などを紹介しています。子どもの悩みや困りごとなどに応じて、いろいろ試してみるのもよいでしょう。

・腹圧バンドや着圧ソックス

　起き上がったり、立ち上がったりしたとき（起立時）の血圧の低下を防ぐグッズとして、腹圧バンドや着圧ソックスがあります。腹圧バンドは、腹部の血管を圧迫することで、起立時に血液が心臓に戻りやすくなり血圧を維持することができます。また、着圧ソックスで足の血管を圧迫することで、起立時に上半身へ血液を送りやすくなります。これらの装具は、起きたあとに装着し、症状が落ち着いたら外してよいです。

・座椅子

　椅子に座るのが大変なときは、座椅子をおすすめします。椅子よりもからだへの負荷が少ないまま、からだを起こして過ごせるので、血圧を維持しやすいです。また、横になって過ごすよりも座椅子に座って過ごすほうが、ODを治すのに効果的です。

・推しのグッズ

　ポジティブな気持ちを保つためには、推しのグッズや推し活もおすすめです。文具用品に推しを忍ばせて学校でパワーをもらったり、家で過ごしている間はDVDを観てテンションを上げたりすることができます。

　また、推しが一緒の友だちや、別のジャンルに推しがいる友だちと一緒に遊ぶことで、よい気分転換になると思います。

・オシャレ

　髪を染めたり、化粧をしたり、マニキュアを塗ったりすることで自信が持てたり、気持ちが前向きになるという子もいます。校則がある場合は長期休暇や休日の2日間だけなど、期間を限定して楽しむとよいでしょう。

・リカンベントバイク

　散歩などのように、立ち上がって行う運動がODの症状により難しいときは、横になったままできるリカンベントバイクリカンベント式エルゴメータもおすすめです。リカンベントバイクでは足の筋肉を鍛えることができます。

・アプリ

　たとえば、気圧の変化を予測し体調不良が起こりそうな時間帯を確認できるアプリ『頭痛ーる』などがおすすめです。このようなアプリを活用して、1日の活動内容を考えてもよいでしょう。

・**体温を調整するようなグッズ**

　たとえば『ネッククーラー』などがあります。これは、首に巻いて太い血管を冷やすもので、体温を下げる効果があります。タオルタイプ・保冷剤タイプ・電動タイプなどがありますので、用途や好みに合わせて選ぶとよいでしょう。

Chapter.4

「学校でのお悩み」は
これで解消！

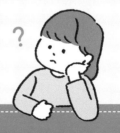

学校生活とODの関係

☑ 独りで過ごすことは、ストレスの原因になります。

学校に限らず「居場所」があるということが

大切です。

家族以外の人とも関係を築くことが大切

　思春期の子どもたちにとって学校生活の役割は大きく、勉強や部活、遊び、おしゃべりなど友だちとさまざまなことを体験します。しかし、ODによってこういったことができなくなることで、つらく悲しい気持ちになります。また、学校に行けずに家で独りで過ごしている状態もストレスになってしまいます。友だちと連絡をとるなど、家族以外の人とも関係をもち孤立しないようにしましょう。友だちは学校の友だちでなければいけないわけではありません。幼馴染や習い事の友だち、SNS・ゲームでつながった友だちでも大丈夫です。

登校はODの改善にもつながる

　ODの症状が学校に行けるぐらいまで落ち着いてきたら、遅刻してもよいので少しずつ登校することをおすすめします。登校することは日中にからだを動かすきっかけになり、身体機能や生活リズムを改善させ、自律神経の働きを整えてくれます。また、同年代の子と関わりをもつことは「自分は大丈夫」という自己肯定感を育むことにもつながります。

　最初は放課後や部活だけの登校でも十分ですし、教室に入りにくい場合は保健室や別室への登校でもよいでしょう。ほかの子よりも遅い時間に登校することは怠けやサボりと思われないか心配になり、最初はとても勇気がいります。このとき、学校やクラスメイトがODについて理解して接することがとても大切になってきます。以下の動画などを活用して、事前にODについての理解を深めておいてもらうことができたら、一番よいと思います。

学校の先生などに理解してもらうために

ODの症状は、なかなか理解されづらいです。日本小児心身医学会起立性調節障害ワーキンググループ監修の動画「起立性調節障害　〜クラスメートに知ってほしいこと〜」なども是非活用してみてください。

学校側がODの理解について積極的ではない場合や、理解して
もらっている環境でも学校に行きづらいと子どもが感じる場合も
あると思います。そのようなときは、学校以外の教育支援セン
ターやフリースクールの利用もおすすめです。

学校のことについて相談できる窓口

　ODの子が日中動けるようになってきたものの

どうしても学校に行きたくない

と話すときや、そのような様子がみられるときは、学校で困って
いることがあるのかもしれません。友だちや担任の先生だけでは
なく、スクールカウンセラーなどに相談してみるのもよいでしょ
う。
　スクールカウンセラーは、主に臨床心理士の先生がされていま
す。各学校に派遣されており、無料でカウンセリングを受けるこ
とができます。

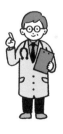

> 社会への参加は、自己肯定感や自己効力
> 感を高めることにつながります。ここで
> 言う「社会」とは学校だけではありませ
> ん。右ページに紹介している施設や、ア
> ルバイト、習い事でもよいでしょう

学校以外にも相談できる施設はある

・教育支援センター

　教育支援センターとは、不登校の子の生活習慣の改善や基礎学力の補充などを目的に、市町村の教育委員会が学校以外の場所で運営する施設のことです。教育支援センターへの出席は、学校への出席となり、登校日数にカウントされます。ただし、これらにはいくつか条件がありますので、通おうと思っている教育支援センターなどに確認するようにしてください。

・フリースクール

　フリースクールとは、不登校の子に対して学習支援や教育に関する相談対応などを行っている施設です。一部のフリースクールでは、フリースクールへの登校が学校の登校日数としてカウントされます。

　これらの施設に通うことは、からだを動かしたり生活リズムが整ったりするだけでなく、子どもの「居場所」をつくることにもつながります。居場所ができることで、子どもが安心して過ごせる時間も増えることでしょう。

登校の目標はどのように立てるのがよい?

☐ 学校で過ごす時間よりも、登校できる日数を増やしましょう。

☐ 登校する時間は午後からでも大丈夫です。

ODの症状で遅刻や不登校に

　ODの子どもたちは、朝からだを起こすと頭痛やめまいがしたり、怠さが強くあらわれたりします。すると、だんだん学校に遅刻することが多くなってきます。また、登校することができても午後からになってしまったり、症状が強ければ学校に行けなくなってしまったりします。

学校で1日過ごすには体力が必要

　遅刻することを嫌って1時間目からの登校を目標に頑張ろうとする子もいます。しかし、丸1日学校で過ごすと、翌日その疲れから動けなくなってしまうことがあります。そうなると、せっか

く整えようとしていた生活リズムがまた崩れてしまい、自律神経の乱れから症状が改善しなくなってしまいます。

大切なのは「学校に行く日数」

　目標としてほしいことは「学校で過ごす時間を増やすこと」よりも「学校に行ける日数を増やすこと」です。たとえば、週に5時間学校に行くならば、週1日1時間目から放課後まで過ごすよりも、毎日1時間学校に行ったほうが、生活のリズムが整えられて症状の改善が早くなります。

```
短時間・毎日登校を目指そう
```

1日学校で過ごしたことによる疲れから次の日寝込んでしまうことも……

週に1回　学校で5時間過ごす

月曜0h	火曜0h	水曜0h	木曜5h	金曜0h

週に5回　学校で1時間過ごす

月曜1h	火曜1h	水曜1h	木曜1h	金曜1h

短時間・毎日登校し、生活リズムを整えることを目指そう！

　毎日学校に行けるようになってから、学校で過ごす時間を長くすることを目標にしてほしいなと思います。不登校状態で学校に行けなくなってしまっていても、規則正しい生活を送ることを大切にしてください。

学校の先生に理解してもらうためには？

☑ 医師と相談し、学校の先生に診断書を

　提出してみましょう。

☑ 口頭で伝えることも大切です。

診断書などを通して伝えよう

　ODの子は増加傾向にあり、学校も研修会を開催するなど理解を深めようと取り組んでいます。しかし、子どもによってODの症状が異なるため、対応に悩む先生も多くいらっしゃると思います。

　親ができることとしては、ODと診断してくれた医師に「学校でどのような対応が必要となりますか?」と聞き、それを学校の先生に伝えるのがよいと思います。また、「起立性調節障害」という診断名と症状、できればどのような対応が必要となるのかまで記載した診断書を医師に作成してもらい、学校に提出するのもよいでしょう。

先生にしてほしいことは……

　学校に求める対応には下記のようなものがあります。もちろん、症状によって変わってきますので、担当の医師に聞くことが重要です。

- 長時間立ちっぱなしでいる状態は、症状の悪化につながりやすく、体調不良のときには座ることを許可してほしい

- 体調不良のときには、体育の見学を許可してほしい

- 体調不良のときには、保健室で横になり休めるように配慮してほしい

先生から質問があったときは

　可能であれば、主治医に直接連絡をとってもらうのがよいです。このような対応が難しい場合は、質問内容をまとめて、診察のときに確認するのがよいでしょう。

担任の先生が協力的ではない場合は？

☑ 担任の先生だけではなく、学年主任の先生や

保健室の先生に相談することも1つの方法です。

☑ 学校以外の居場所も考えてみましょう。

根気強く理解と協力を求めよう

　学校でのODに関する理解は確実に進んできていますが、まだ十分といえる状況ではなく、ODの子への対応に協力的な先生とそうでない先生がいるかもしれません。この点に関しては、根気強く理解を求めていくことがまずは大事だと思います。「周りが理解してくれない」という状況は、学校以外のさまざまな場面でも起こる可能性があります。理解してもらえないから諦めるという解決策ではなく、理解してもらえるようにチャレンジする姿勢も大切にしてほしいです。

先生の考えを聞いてみる

　先生と接するなかで大切なことは、信頼関係とコミュニケーションだと思います。協力的でない先生には、その先生なりの考えがあるかもしれません。その考えもきちんと聞いたうえで、よりよい対応策を見出すことができれば、それは素晴らしいことだと思います。

教科の先生にも理解してもらおう

　担任の先生が理解してくれていても、中学校や高校では教科ごとに先生が変わります。そのため、先生方のなかで対応を統一してもらうことも大切です。たとえば、診断書を担任の先生に渡す際に、学校内で共有してもらうようにお願いするなどもよいでしょう。

試行錯誤してもダメなときは……

　根気強く取り組んでも、理解・協力してくれない先生もいると思います。そんなときは、学年主任の先生や保健室の先生（養護教諭）に相談してみるのも1つの方法です。学校に居場所をつくることが難しければ、教育支援センター（123ページ）などの利用を検討してみましょう。

「遅刻・欠席の連絡」で
大切なこと

☑ 子ども・親・先生がストレスの少ない連絡方法を、

先生と相談して決めましょう。

☑ 連絡をする日を決めておくのもよいです。

過剰なストレスはなくせるように

　毎朝、遅刻や欠席を学校に電話で報告することがストレスに感じる子どもも多いようです。学校に電話をしている親の姿を見たり、電話をしているときの声を聞いたりすることで、学校に行けないことに負い目を感じてしまうことがあります。

　また、子どもが自分で先生に「ODの症状が強くて今日は学校に行けません」と伝えなければいけない状況は、子どもが強いストレスを感じる場面の1つだと思います。

ルールを決めておこう

学校とのつながりは途切れないようにしてほしいですが、毎日連絡をとり続けるのは大変だと思いますので、学校と相談をしていただきたいと思います。たとえば、学校に行く日だけ連絡をする、毎朝の連絡はなくして週に1〜2回午後に連絡をする、などでもよいと思います。

ほかにも、1週間の予定を学校の先生と話し合って、先に決めておくこともおすすめです。たとえば「月・水・金の週3回、昼からの登校」を目標として事前に決めていたら、月・水・金だけ連絡をすればよくなります。

> 学校への連絡についてルールを決めておこう！

・毎週月曜日に「今週の予定」を先生と共有し、
　登校予定の日に欠席する場合だけ連絡をする

・学校に行けそうな日は、その日の朝に、学校に連絡をする

・週に1〜2回連絡をとり、学校の様子を教えてもらう

・子どもが連絡をする
・親が連絡をする

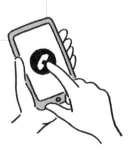

学校に行けない？
行きたくない？

☑ 子ども自身も、からだの不調とこころの不調、

　どちらが原因で学校に行けないのか

　わからなくなっていることがあります。

「登校に対する子どもの気持ち」を整理しよう

　学校に行けないのか、行きたくないのか、周りから見ていても
どちらかわからないことがしばしばあると思います。また、どち
らでもあるということもあります。そのほかにも「学校に行きた
いのに行けない」というときの「行きたい」には

学校の友だちに会いたいから「行きたい」のに、
ODの症状で学校に行けない……

というポジティブな意味の場合だけでなく

学校には行くべきだから「行きたい」とは思う……

という、義務的で少しネガティブな意味の場合もあります。この
ように、子どものこころのうちを理解することは大切ですが、こ
れは簡単なことではなく子ども自身もさまざまな要素が原因と
なってしまっていてわからなくなっていることもあります。

こころとからだの両方を見よう

　ODの子を理解するために大切なことは、①悩みを心身相関と
いう観点から把握することと、②解決志向アプローチで関わるこ
とです。それぞれ簡単に解説していきます。

・心身相関

　心身相関というのは「こころの不調がからだに影響を及ぼすこ
とがあるとともに、からだの不調がこころに影響を及ぼすことも
ある」という考え方のことです。たとえば、悩みがあるとき食欲
がわかなかったり怠さを感じやすかったりしませんか？　逆に、
体調が悪いとき、気持ちが前向きになれずなかなかやる気が出て
こないといったこともあると思います。

こういったことは自律神経を介して起こります。ODの症状にも心身相関が関係しているため、からだの問題で「行けない」のか、こころの問題で「行きたくない」のかがわからなくなってしまうわけです。当初はからだの問題だったのに、経過が長くなるとこころの問題がうまれてくることもよくあります。43ページの「心身症の側面はある?」のチェックリストを参考に、こころの問題があるかどうか確認してみてもよいでしょう。

精神的な症状改善のためには周りの対応も重要

ODの精神的な症状には「抑うつ」「イライラ」「無気力」などがあります。この多くは、ODのからだの症状から思い通りに動けなくなっていることを周りの人が理解せずに、怠けているなど否定的に接してしまうことから二次的に発生することが多いです。

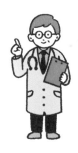

「心身症の側面があるかどうか」によって、治療の内容も変わってきます。41ページに、治療の組み合わせがわかる図を掲載していますが、詳しくは担当の病院の先生に聞いてみるとよいでしょう

要因が複雑なときは解決志向アプローチ

　先ほどお話ししたODの子を理解するために大切なことの②解決志向アプローチというのは、問題志向アプローチの反対の言葉です。まずは、問題志向アプローチについて説明します。

・問題志向アプローチ

　原因となった明らかな「問題」があり、その問題が解決できるものであれば、問題志向アプローチによる介入（治療）が有効です。たとえば、病気の原因である腫瘍を手術で取り除くなどがこれにあたります。しかし、さまざまな問題が複雑に重なりあった結果がODの原因となっていたり、明らかな原因があっても解決できない問題であったり、そもそも原因となる問題が思い当たらなかったりするときには問題志向アプローチでは解決できません。

・解決志向アプローチ

　このようなときに有効なのが、解決志向アプローチです。原因となった問題をあれこれ追及して解決しようとするのではなく「今後どうなっていきたいか」を前向きにイメージして目標をたて、それが実現できた状態が「解決」だとするものです。
　過去にこだわらずに、解決を目指して考え方や行動を変えていきます。たとえば「まずは昼から登校すること」が目標であれば、

どのようにすれば昼から登校しやすくなるかを考え、学校と連携をとり、体調を整えなければいけません。そのためには食事・運動・睡眠をしっかりと摂ったり、必要であれば薬を飲んだりします。そして体調が整ったら、目標である「昼からの登校」に向けて動き出すのです。

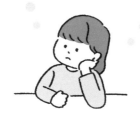

問題志向アプローチと解決志向アプローチのちがい

問題志向アプローチ

問題が解決したら学校に行って友だちと遊べる…！まずは問題を解決しないと

解決志向アプローチ

問題はとりあえず置いておいて体調が落ち着いたら、友だちと遊ぼう！そのために必要なことを頑張ろう

日常生活でもこれらを意識して接しよう

　このように「学校に行くことに対する気持ち」1つをとっても、さまざまな子どもの気持ちや問題が関係しています。日々の生活のなかでも「心身相関」や「解決志向アプローチ」を意識して接することで、子どものODの改善により近づけると思います。

見守る姿勢も大切です

子どもに何かしてあげられることはないか

と親は悩むと思います。しかし、関われば関わるほど子どもの
ODの症状がよくなるか、というと案外そうでもありません。病
気を受け容れて「少しずつできることが増えればいいね」と力を
抜いて見守る姿勢も大切だと思います。

　親が病気を受け容れることで、子どもは安心してODの症状と
付き合えるようになります。そうすると、症状がありながらも子
どもは少しずつ前向きにいろいろなことにチャレンジできるよう
になると思います。解決志向アプローチを用いて、安心して前向
きに治療を進めていきましょう。

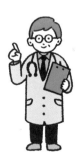

親が子どもの体調に一喜一憂したり、
一生懸命コミュニケーションをとった
りすることは自然なことです。ただし、
心配しすぎると子どもにとってストレ
スになるかもしれません。時には「見
守る」ということも大切ですね

行事に参加できそうな
ときは？

☑ **行事の日の朝は自律神経のバランスが整い、**

　症状が落ち着くことがよくあります。

☑ **参加できるなら是非参加しましょう。**

特別な日には体調がよくなりやすい

　ふだんの生活ではなかなか動けないODの子も、修学旅行や校外学習などの行事のときには症状が落ち着き、参加できることがよくあります。これは自律神経のバランスが一時的に整うからであり、そのようなときは是非行事に参加して楽しんでほしいと思います。こういった体調の変化は楽しい行事のときだけでなく、定期試験などでもあります。このような日はどちらも適度に交感神経が刺激された状態になります。いわゆるテンションがあがっているときです。このような状態では血圧も上がりやすく体調が整いやすいと考えられます。

　一時的に症状が改善することはありますが、治ったわけではな

いので、行事などに参加したあとに体調を崩してしまう子もいます。

不可抗力な面を理解しよう

> 頑張れば登校したり、行事に参加したりできるのに、
> 行事だけしか参加しないのは怠けだ

と思うかもしれませんが、このような評価をしてはいけません。自律神経は自分の意思とは無関係に働く「不可抗力」な面があり、本人でもどうしようもないところがあります。そのため、周囲の人は「いつ学校に来てもいいよ!」と居場所をつくっておいてあげることが大切です。そうすることで、ODの子の症状は和らぎ、登校しやすくなるかもしれませんね。

ワクワクするときに働いているホルモン

「テンションが上がる」というのは楽しいときや、やりがいのあるときに使う言葉です。この状態は交感神経が適度に刺激されて血圧が上がるため、ODの子も動きやすくなります。交感神経にはドーパミン系とノルアドレナリン系の2種類があります。ドーパミン系はワクワクしながらポジティブに頑張るときに働き、ノルアドレナリン系は不安に感じながら頑張るときに働きます。同じ「頑張る」ならご褒美を用意しておくなどして、ドーパミン系が働く状態で頑張ったほうが楽しくていいですよね。

行事や外出する際の注意点

☐ 外出先に休憩できる場所があるか

確認しておきましょう。

☐ 酔い止め薬や暑さ対策も検討しましょう。

子どもが安心できるように

　ODの子が行事に参加したときに、途中で体調を崩してしまう可能性もあります。そのようなときに休憩できるような場所があれば、子どもも安心して参加することができます。子どもが体調を崩さないように、行事に参加しているときや外出しているときでも水分をしっかりとる必要があります。また、暑いところは避けたほうがよいでしょう。待機している時間があるのであれば、座って過ごせるように配慮してもらうのもよいです。

乗り物酔いなどにも気をつける

　ODの子のなかには、乗り物酔いをしやすい子がいます。もし、

お子さんにそういった傾向があれば、酔い止めの薬を忘れないようにしなければいけません。もし使用する場合は、念のため主治医に使う薬のことを相談しておいたほうがよいでしょう。

外出する際のチェックリスト

　すべてが必須事項ではありませんが、子どもの症状などに合わせて必要と思うものはきちんと準備しておくようにしましょう。

✓	体調が悪くなったときに、休憩できる場所は確保されているか
	こまめに水分補給ができるスケジュールか
	また、そのために必要な準備（水筒など）ができているか
	日差しや暑さを避けられる場所があるか
	日傘や手持ち扇風機、冷感タオルなどの暑さ対策グッズを持っているか
	待機時間など座って過ごせるか
	処方されている薬を持ったか
	酔い止め薬など、処方薬以外に必要な薬は持ったか

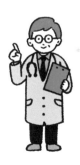

項目によっては、先生に確認をとったり準備をしてもらう必要があったりすると思います。こういった項目については、事前に相談しておくとよいでしょう

学校選びで重要なことは？

☑ 高校の課程や単位取得の方法だけでなく、

　通学時間やODへの理解度も重要です。

☑ 本人の意思を反映することも大切です。

体力に合った高校を選ぼう

　ODの子にとって高校選択はとても大切です。ガイドラインには、体力に合った高校に進学することで高校2年生〜 3年生になると約90％の子においてODが治ると記載されています。

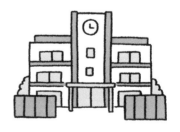

高校には全日制高校・通信制高校・定時制高校があり、単位取得の方法には学年制と単位制があります。学年制とは1年ごとの規定の単位数が取れたら進級する制度です。また、単位制とは学年は関係なく必要な単位数が取れたら卒業という制度です。全日制高校は一般的に学年制であり、通信制高校は単位制のところが多いです。

> 高校には3つの課程と2つの制度がある

課程	内容
全日制高校	通常の時間帯に授業を行うもの。学年制の学校が多い
通信制高校	通信による授業・教育を行うもの。単位制の学校が多い。 添削指導（レポートを用いて行う教育）や面接指導（登校し先生に直接会って授業を受ける：スクーリング）、試験、インターネットなどのメディアを活用した指導などを行う
定時制高校	夜の時間帯やそのほかの特別な時間・時期に授業を行うもの。学年制・単位制どちらもある

制度	内容
学年制	1年ごとの規定の単位数が取れたら進級する制度
単位制	学年は関係なく必要な単位数が取れたら卒業という制度。通信制・定時制だけでなく、全日制でも導入することは可能となっている

1時間目から出席できるかどうか

　高校への進学を考える際には、全日制高校を希望する子が多いと思います。ただし、ほとんどの全日制高校は学年制ですので、朝の時間帯は体調が悪く毎日1時間目に間に合わない状態であれば、その授業の単位がとれずに留年してしまう可能性があります。ODの症状の影響で1時間目からの登校が困難であれば、通信制高校や定時制高校がおすすめです。子どもが

　　　　　全日制高校にどうしても行きたい。頑張りたい

と強く希望する場合は、留年や単位制の高校などに転校する可能性について話し合い、お互いが納得したうえで進学すると安心できると思います。

学校側はODの症状
などを理解して、
対応してくれそう?

どういう学校に
行きたい?

通学手段や通学時間を
みてみて、
実際に通えそう?

もし全日制に通って
厳しかったら、
通信制などに転校する?

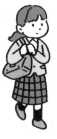

さまざまな特色のある通信制高校

　通信制高校は途中からの転入が可能で、授業の取り方にもよりますが、基本的には3年間で卒業できます。通信制高校は学校ごとに特色がさまざまですので、オープンスクールなどに行ってしっかりと検討してほしいと思います。たとえば、登校日数は年数回〜週5日までと幅広く、クラスや部活の有無もさまざまです。

　ODの症状を改善させるためには、生活リズムを整えからだを動かすことが大切です。そのため、できれば通信制高校でも登校する機会（面接指導）が週数回あるコースを選択してほしいと思います。通信制高校には自由な時間が多くありますので、アルバイトなどに行ってからだを動かすこともよいですし、大学受験のために塾に通ってみることもできます。

通学のしやすさやODへの理解度なども確認しよう

　どこの高校に行くかを決めるときに「偏差値・通学距離・通学時間・制服・校風・部活・友だち」などさまざまな要素について考えると思います。これらを総合的にみて決めることが多いと思いますが「偏差値が高いから」や「制服が好みだから」といった理由だけで選んでしまうことにはリスクがあります。

　ODの子は、家からの通いやすさや学校側のODに対する理解度、症状に応じて柔軟に対応してくれるかどうかなどがとても大切です。

受験期の子どもを支えるためには？

☐ ストレスを理解しサポートしましょう。

☐ 親自身も心身の健康を保ち、

元気に過ごせるよう意識したいです。

受験期はこころとからだ両方へのストレスが多くなる

合格できなかったらどうしよう

という不安や、周囲との比較によるこころへの負担、就寝時間が遅くなることによる生活リズムの乱れなど、受験期は心身のストレスが多くなります。合格が決まるまでは根本的なストレスは解消されませんが、不要なストレスで体調を崩してしまうことは避けるべきです。そのためには周囲のサポートも大切になります。

不足しがちな睡眠と食事には
より一層気をつけましょう

　身体面へのサポートは、食事と睡眠でしょう。勉強が忙しくなり食事や水分を摂らなくなると体調を崩しやすくなってしまうので注意しましょう。勉強が忙しくて食事が十分に摂れないときは、市販のゼリー飲料などもよいかもしれません。

　また、ODの子は疲れがとれにくいことが多く、寝不足が続くと疲労が蓄積し体調を崩しやすくなってしまいます。日中のコンディションが悪くなってはいけませんので、これらのことを子どもに話し、就寝時間はしっかりと守ってもらうようにしましょう。

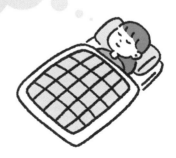

受験期は生活リズムが乱れやすいです。睡眠時間はきちんと確保しましょう。また、栄養不足や水分不足とならないように気をつけましょう

お互いのこころの健康を考えよう

　精神面へのサポートとしては、子どもの頑張りを認め、応援してあげることです。受験中のストレスは高校が決まればスッとなくなってしまうものなので、一時的で且つ終わりのあるものだと思って付き合うことが、子どもにとっても親にとってもこころの健康によいです。また、ずっと勉強し続けることはできませんし効率が悪くなってしまうので、気晴らしの時間も上手にとるようにしましょう。

　もちろん、親自身が受験のサポートに疲れてしまってはいけません。親自身もストレスを溜め込まないように友だちとおしゃべりをしたり趣味を楽しんだりして、心身の健康を保ち元気に過ごせるように心がけてください。ODに関することならば、家族の会で話や悩みを聞いてもらうのもよいでしょう。

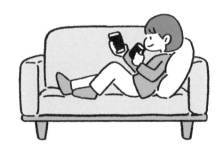

Chapter.5

起立性調節障害が
改善してきたら

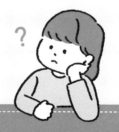

治療のゴールや再発って？

☑ ODの症状があっても、

やるべきことができていれば大丈夫です。

☑ 体調不良のサインは見逃さないように。

ODではない子と同じように生活ができていれば薬を飲んでいても問題ない

　ODの症状があり薬を飲んでいる状態でも、ほかの子たちと同じように学校への登校ができていれば、一旦はそれが治療のゴールと考えてよいと思います。その先は、その状態をキープすることが目標になり、そのうち薬も不要になっていくことでしょう。

体調不良のサインを見逃さないように

　梅雨の時期や暑い日が続く夏、雨の日や疲れがたまっているときなどには、ODの症状が強くなることもあるかもしれません。症状があってもやるべきことができていれば問題ありませんが、

学校に遅刻するなど、やるべきことができなくなってしまうぐらい強く症状が出ている場合は再発と考えてよいでしょう。そのようなときは、ここまで解説してきた治療方法や自律神経の整え方などをとおして、ODの改善に努めましょう。

体調不良・再発にならないように

　一番よいのは、悪化する前にODの症状が少しみられたら体調不良のサインと捉えて、睡眠をしっかりとって体内リズムを整えたり、水分・塩分摂取を心がけたりして、体調を整えることです。

　もちろん、症状が何も出ていない状態でもこれらのことは大切なことですので、気をつけて生活をして、元気な状態をキープしましょう。

大人になっても…

　大人になってからも、雨が降る前などは気圧変化の影響でODの症状がみられることがあります。そのようなときはミドドリンなどの薬を飲むことで対応するとよいでしょう。もちろん、再発を感じたら病院に行くことも大切です。

　また、最近では気圧変化を教えてくれるアプリなどもあります。そういったものを活用して、事前に気圧の変化を把握し、スケジュールを調整することも大切ですね。

ODが改善されてから気をつけるべきこと

☐ ODの体質があることを

   忘れないようにしましょう。

☐ 改善したときの関わり方を続けましょう。

改善したことをみんなで喜ぼう

　まずは「ODの症状が改善して本当によかった」ということを、子どもそして親や周りの人で共有しましょう。ODの影響でできなかったことがたくさんあると思いますので、存分に楽しんでイキイキと生活してほしいと思います。

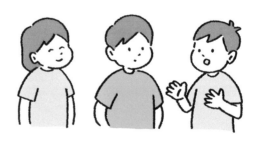

ODの体質があることを忘れないようにしよう

　同時に、一度ODになったということは、その子にODの体質があることを理解しておかなければいけません。ODの体質があるとわかったところですべきことは、これまで心がけていたものをしっかりと継続することです。規則正しい生活リズムや水分・塩分摂取、薬を飲むなどいろいろあると思います。

　そして「よく食べ、よく遊び（からだを動かすこと）、よく寝る」の実践も続けていきましょう。ODが改善されてからも、からだが元気でないと気持ちも前向きになりませんし、勉強だってできません。

改善できたときの関わり方を続けよう

　家族が気をつけるべきことは「子どものODの症状がよくなったときの関わり方を続けること」でしょう。ODの治療経験を通して子どもが自立していけるように、子ども自身が主体的に元気になるための行動（睡眠、運動、水分・塩分摂取など）を選択できるようになることが大切です。

　家族は「子どもがどのようにしたいかを聞き、それが実現できるようにサポートしてあげる」というスタンスでいることが大切だと思います。

COLUMN

本書のチェックリスト一覧

　ここでは、これまでに解説してきたさまざまなチェックリストをまとめています。よければ活用してみてください。

重症度（42ページ）

	身体的重症度		
	軽症	中等症	重症
症状や日常生活状況	時に症状があるが日常生活、学校生活への影響は少ない。	午前中に症状が強く、しばしば日常生活に支障があり、週に1〜2回遅刻や欠席がみられる。	強い症状のため、ほとんど毎日、日常生活、学校生活に支障をきたす。

※『小児起立性調節障害診療ガイドライン 改訂第3版』（日本小児心身医学会, 2023）をもとに著者改変

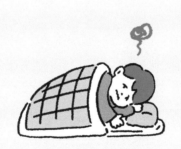

心身症の側面（43ページ）

1. 学校を休むと症状が軽減する
2. 身体症状が再発・再燃をくり返す
3. 気にかかっていることを言われたりすると症状が増悪する
4. 1日のうちでも身体症状の程度が変化する
5. 身体的訴えが2つ以上にわたる
6. 日によって身体症状が次から次へと変化する
以上のうち4項目がときどき（週1〜2回）以上みられる場合、 心理社会的因子の関与ありと判定し「心身症としてのOD」と診断する

出典：『小児起立性調節障害診療ガイドライン 改訂第3版』（日本小児心身医学会, 2023）

外出時のチェックリスト（141ページ）

✓	
	体調が悪くなったときに、休憩できる場所は確保されているか
	こまめに水分補給ができるスケジュールか
	また、そのために必要な準備（水筒など）ができているか
	日差しや暑さを避けられる場所があるか
	日傘や手持ち扇風機、冷感タオルなどの暑さ対策グッズを持っているか
	待機時間など座って過ごせるか
	処方されている薬を持ったか
	酔い止め薬など、処方薬以外に必要な薬は持ったか

参 考 文 献

『小児起立性調節障害診療ガイドライン 改訂第3版』(日本小児心身医学会，2023)

『Adolescent Fatigue, POTS, and Recovery: A Guide for Clinicians』(Sarah J. Kizilbash, et al. 2013)

『令和4年度学校基本調査』(文部科学省，2022)

『令和2年度児童生徒の問題行動・不登校等生徒指導上の諸課題に関する調査結果の概要』(文部科学省，2021)

『子どもの心とからだ:起立性調節障害症例への一般小児科での早期介入の有用性』(中澤聡子，2014)

吉田誠司著『10代のためのココロとカラダの整え方 自分でできる&ラクになる自律神経コントロール』(メイツ出版，2022)

「難治性起立性調節(OD)小児における循環調節機能異常およびQOLの思春期以降追跡調査」『子どもの心とからだ』(松島礼子ら，2013)

「長期に経過を観察した起立性調節障害患者23例の検討」『子どもの心とからだ』(藤井智香子，2017)

「めまいを主訴とする低血圧症に対する塩酸ミドドリンの臨床的特徴」『Progress in Medicine』(田中久夫，2003)

『Recommended Amount of Sleep for Pediatric Populations: A Consensus Statement of the American Academy of Sleep Medicine』(Shalini Paruthi，et al. 2016)

『Timing the end of nocturnal sleep』(Jan Born，et al. 1999)

『Non-pharmacologic management of orthostatic hypotension』(Gisela Chelimsky, et al. 2020)

『日本食品標準成分表2020年版(八訂)』(文部科学省，2020)

『健康づくりのための睡眠指針2014』(厚生労働省，2014)

「歩く時のポイント」(厚生労働省)(https://www.mhlw.go.jp/bunya/kenkou/seikatsu/pdf/03-d-27.pdf)(2023年5月時点)

『睡眠を中心とした生活習慣と子供の自立等との関係性に関する調査』(文部科学省，2014)

松本俊彦著『世界一やさしい依存症入門』(河出書房新社，2021)

河合隼雄著『母性社会日本の病理』(講談社，1997)

佐々木正美著『子育てのきほん』(ポプラ社，2019)

「起立性調節障害〜クラスメートに知ってほしいこと〜」(日本小児心身医学会起立性調節障害ワーキンググループ監修，2021)(https://www.youtube.com/watch?v=RHNwiEw8Rm0)(2023年5月時点)

「高等学校制度の概要」(文部科学省)(https://www.mext.go.jp/content/20210715-mxt_kyokoku-000016741_02-1.pdf)(2023年5月時点)

「単位制高等学校について」(文部科学省)(https://www.mext.go.jp/a_menu/shotou/kaikaku/seido/04033102.htm)(2023年5月時点)

『Timing the end of nocturnal sleep』(Jan Born，et al. 1999)

『Guideline: Sugars intake for adults and children』(World Health Organization)http://apps.who.int/iris/bitstream/handle/10665/149782/9789241549028_eng.pdf;jsessionid=AEADE579352BEB71C279BC38ADDDF6C9?sequence=1 (2023年5月時点)

『子どもの心とからだ:発達障害と起立性調節障害の併存に関する諸問題 起立性調節障害と発達障害の併存の実態とその診療-当院の現状報告-』(田中英高，2019)

『子どもの心とからだ:起立性調節障害児の教育現場に対するニーズ調査』(須田和華子ら，2019)

おわりに

　最後までお読みいただき有難うございました。

　皆様のお役に立てる内容はございましたでしょうか?

　ODの症状に苦しむ子どもを見守る親も、また苦しいことと思います。子どもがODの症状と付き合いながら、少しずつ楽しみたいこと・頑張りたいことができるように、親は子どものことを見守ってあげてほしいと思います。

　最後になりましたが、ODについてこれまで多くのことを教えてくださいました患者様やご家族様、本当に有難うございました。また、ODについてご指導くださいましたOD低血圧クリニック田中の田中英高先生、本書の作成を寛大な心でサポートしてくださいました翔泳社の橋本夏実様、この場をお借りして御礼申し上げます。

　本書をお読みいただきました皆様が、元気にイキイキとした生活が送れますよう心よりお祈り申し上げます。

吉田 誠司

吉田誠司

Yoshida Seiji

2005年、大阪医科大学（現大阪医科薬科大学）卒業。2014年、起立性調節障害に関する研究で医学博士号取得。現在は、大阪医科薬科大学小児科で心身症外来を担当。小児科専門医・指導医、子どものこころ専門医・指導医、漢方専門医の資格を有し、日本小児心身医学会理事（ガイドライン統括委員会委員長）、日本自律神経学会評議員を務める。

テレビ・ラジオで起立性調節障害について解説する他、監修本に『10代のためのココロとカラダの整え方 自分でできる&ラクになる自律神経コントロール』（メイツ出版）、分担著書に『小児心身医学テキスト』（南江堂）などがある。

本書内容に関するお問い合わせについて

このたびは翔泳社の書籍をお買い上げいただき、誠にありがとうございます。弊社では、読者の皆様からのお問い合わせに適切に対応させていただくため、以下のガイドラインへのご協力をお願い致しております。下記項目をお読みいただき、手順に従ってお問い合わせください。

・ご質問される前に

弊社Webサイトの「正誤表」をご参照ください。これまでに判明した正誤や追加情報を掲載しています。

▶ 正誤表　https://www.shoeisha.co.jp/book/errata/

・ご質問方法

弊社Webサイトの「刊行物Q&A」をご利用ください。

▶ 刊行物Q&A　https://www.shoeisha.co.jp/book/qa/

インターネットをご利用でない場合は、FAXまたは郵便にて、下記"愛読者サービスセンター"までお問い合わせください。電話でのご質問は、お受けしておりません。

・郵便物送付先およびFAX番号

送付先住所　〒160-0006　東京都新宿区舟町5

FAX番号　03-5362-3818

宛先　（株）翔泳社 愛読者サービスセンター

・回答について

回答は、ご質問いただいた手段によってご返事申し上げます。ご質問の内容によっては、回答に数日ないしはそれ以上の期間を要する場合があります。

・ご質問に際してのご注意

本書の対象を超えるもの、記述個所を特定されないもの、また読者固有の環境に起因するご質問等にはお答えできませんので、あらかじめご了承ください。

ブックデザイン　albireo

カバー・本文イラスト　アツダマツシ

本文DTP　BUCH⁺

起立性調節障害
お悩み解消BOOK
「朝起きられない」子に親ができること!

2023年7月5日　初版第1刷発行

著　者　　吉田誠司
　　　　　よしだせいじ

発行人　　佐々木幹夫

発行所　　株式会社 翔泳社
　　　　　（https://www.shoeisha.co.jp）

印刷・製本　株式会社 加藤文明社印刷所

本書へのお問い合わせについては、159ページに記載の内容をお読みください。

ISBN978-4-7981- 7707-6
Printed in Japan